书山有路勤为径，优质资源伴你行
注册世纪波学院会员，享精品图书增值服务

POSITIVE
MENTAL HEALTH

OVERCOMING MENTAL HEALTH PROBLEMS

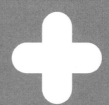

心理健康书
有效提高心理韧性和个人绩效

[英] 肖恩·戴维斯（Shaun Davis）
安德鲁·金德（Andrew Kinder） 著

东秋萍 译

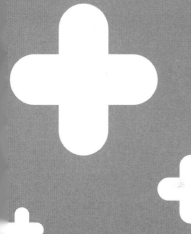

電子工業出版社·
Publishing House of Electronics Industry
北京 · BEIJING

版权贸易合同登记号　图字：01-2020-3582

图书在版编目（CIP）数据

心理健康书：有效提高心理韧性和个人绩效／（英）肖恩·戴维斯（Shaun Davis），（英）安德鲁·金德（Andrew Kinder）著；陈秋萍译. — 北京：电子工业出版社，2021.9

书名原文：Positive Mental Health: Overcoming Mental Health Problems

ISBN 978-7-121-41706-1

Ⅰ. ①心… Ⅱ. ①肖… ②安… ③陈… Ⅲ. ①心理健康－普及读物 Ⅳ. ① R395.6-49

中国版本图书馆 CIP 数据核字（2021）第 154597 号

责任编辑：杨洪军

印　　刷：中国电影出版社印刷厂

装　　订：中国电影出版社印刷厂

出版发行：电子工业出版社

　　　　　北京市海淀区万寿路173信箱　　邮编100036

开　　本：880×1230　1/32　　印张：7.5　　字数：192千字

版　　次：2021年9月第1版

印　　次：2021年9月第1次印刷

定　　价：59.00元

凡所购买电子工业出版社图书有缺损问题，请向购买书店调换。若书店售缺，请与本社发行部联系，联系及邮购电话：（010）88254888，88258888。

质量投诉请发邮件至zlts@phei.com.cn，盗版侵权举报请发邮件至dbqq@phei.com.cn。

本书咨询联系方式：（010）88254199，sjb@phei.com.cn。

赞誉 PRAISE

没有心理健康就没有身体健康，所以本书站在一个完整的人的角度，从身体、精神和财务健康，以及幸福等角度来探讨该主题，使读者有耳目一新的感觉。

——Louise Aston，社区商业协会幸福总监

身体和心理健康之间的联系始终存在，但在当今社会，这种认知达到史无前例的强大，并且有大量的科学研究来证明它。虽然两者之间的关系复杂，但是无法否认运动可以让人心情愉悦，增加内啡肽的分泌，减轻压力，甚至提高自尊。有些医生甚至开运动处方作为治疗压力、焦虑和抑郁的手段。鉴于我们将大部分时间都用在了工作中，对于企业组织而言，鼓励体育锻炼比以往任何时候都更重要。一个让员工更健康、心情更愉悦的工作场所，对每个人来说都是双赢。

——Pietro Carmignani，Gympass 英国和爱尔兰首席执行官

人们普遍认为，身体健康与心理健康具有很强的联系。进行运动和参与活动能使人改善情绪、增强自尊和减轻焦虑。本书和其他许多书都讨论了相关知识，以建设性的方式对健康与幸福的领域做出了贡献。提高在精神疾病方面的意识并减少与之相关的耻辱感是一件好事，不是吗？

——Dan Moore，Moore Fitness 董事总经理

毫无疑问，这本书能够很好地支持想要拥有一套工具来改善自己心理健康的人。我很乐于推荐它。

——Eugene Farrell，英国员工援助职业协会主席

这本书的作者拥有多年经验。他们的见识和智慧将提升你的内在修养，帮助你加深对自己，以及自己为什么做所做的事的了解。它将帮助你改变旧的模式并给生活带来更多快乐。我们不是说这会很容易，但这是值得的。

——Nicola James，Lexxic特许心理学家兼首席执行官

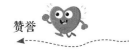

    Rowland Hill基金会完全支持人们对心理健康这一复杂问题及其与财务状况的关联的更深理解。减少讨论心理健康时的耻辱感、让人们在寻求帮助时有信心,这点很重要。像本书这样的书籍鼓励人们充分表达自己的意愿而不是对自己的想法羞于启齿。我们欢迎其他认识,并且认同本书的人可以加深对复杂主题的理解,这能够对自己产生积极的影响。

——Mary Jeffrey,Rowland Hill基金经理

序 FOREWORD

如何让人们的心理健康保持积极状态是对世界的一种考验。我们每个人都有责任去应对生活中不断变化的压力。

一想到两个十几岁的女儿所面对的压力，以及我在她们这个年龄时所面对的不同压力，我就清楚地意识到，人的一生中可能面临许多艰难的转变——从上学到第一次开始工作、谈恋爱、成立家庭、改变职业、丧失亲人、搬家，以及其他可能发生的一切。其中的许多转变都被社交媒体进行了追踪。所以，在我看来人性和良好的心理健康显得非常重要。

从根本上讲，良好的心理健康与我们所有人都息息相关——我们自己、家人、朋友、同事或员工。毫无疑问，拥有良好的心理健康对我们能够享受工作并在工作中取得成功至关重要。这也要求组织参与其中，无论员

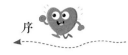
工的性别、性取向、宗教信仰、年龄如何。组织都应该采取积极主动的举措使员工保持良好的心理健康和心理韧性。

令人鼓舞的是，近年来心理健康领域得到了人们越来越多的关注。现在我们可以公开讨论心理健康问题以获得合适的支持，就说明这已经为人们所接受。心理健康状况不佳的情况被报道得越来越多，我们也已经做好了提出和报告心理健康问题的准备，这实际上是向前迈进了一大步。

心理健康状况不佳已成为导致职场缺勤的一个重要原因，越来越多的组织已经采取积极的态度来支持良好的心理健康，并且通过各种福利和激励措施来确保员工在工作场所内外都得到适当的帮助。这是值得赞扬并推广的，而且具有经济效益。"快乐的员工是高效的"这句话就证明了企业需要关注员工幸福背后的商业原因。

我们在工作中最重要的关系，是与我们的直线经理和接触密切的同事之间的关系。当组织能够成功地在这些关系的范围内促进和支持每个人的心理健康时，他们就有可能从根本上改善心理健康状况，增进彼此之间的了解，并提高实践技能来增强心理韧性——这种心理韧

性是所有人应对当今世界的挑战所必需的。每个人每天都需要互相理解和支持，在这方面，我对Optima Health在心理健康方面为支持我们的员工和客户所做的工作感到非常骄傲，这些工作包括开展积极的心理健康活动、员工援助计划（Employee Assistance Programmes）、咨询和专家服务，如眼动脱敏与再加工疗法和增强的认知行为治疗［Enhanced Cognitive-Behavioral Therapy，（e）CBT］。

这本书是一个很好的指南，能让人更多地了解如何应对生活压力，以及支持那些正在经历严峻考验和心理健康挑战的人。它提供了实用的观点和工具，可用于帮助我们自己，以及与我们一起工作的人、家人和朋友。

我希望你能够以良好的心态面对你所认为的最重要的社会挑战，面对这些挑战对你和你周围的人的意义，以及你可以为自己和他人做出的积极改变。

西蒙·阿诺德

Optima Health首席执行官

前言 INTRODUCTION

　　我们合写了一本新书，无论我们的性别、年龄、性取向如何，它的重点都是讨论许多人在心理健康方面所面对的挑战。我们的目标是帮助读者了解如何改善、滋养和保护自己的心理健康。

　　我们在写本书时也考虑到关于心理健康的对话。也许你已经在向同事或家人寻求帮助；也许你可以开始与需要帮助的人进行对话。询问一个人的真实情况如何，可以帮你进行关于心理健康的、能够改变人生的讨论。我们希望通过本书能够使这样的对话更好地进行。

　　我们常常将心理健康视为理所当然。我们每个人都处于心理健康范围的某个点上。关注心理与情感健康，与用良好的营养、优质的睡眠和尽可能多的活动保持我们的身体健康一样重要。

　　本书呼吁大家为保持心理健康而采取实际行动。其中部分章节讲述了一些具体的心理健康问题，如压力、

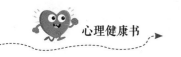

创伤、焦虑和抑郁。本书还从我们生活中一些特定的时期来看待心理健康，包括生育期、更年期、关系破裂期，以及第一次离开家时。另外，本书还涉及工作中的心理健康状况、我们如何帮助自己，以及可以期望从同事和雇主那里获得什么样的支持。

你可以选择阅读与自己相关的主题。但从长远来看，其中一些关键因素可以帮助你维持心理健康：

■ 均衡饮食。确保食用大量新鲜的、未加工的食品并且饮用充足的水。从长远来看，照顾好自己有助于心理健康。

■ 控制饮酒量。酗酒和吸毒会给你的身体健康带来压力，尽管酒精和毒品最初会让你感到兴奋，但兴奋过后你会感到沮丧、迟钝和疲倦。它们还可能让你上瘾，对你的健康和幸福具有高度的腐蚀性。

■ 适量运动。每周至少运动三次，以产生使自己"感觉良好"的内啡肽，促进身体健康。

■ 找到一种放松的方式。无论是瑜伽、冥想还是呼吸练习，你都应该找到一种方式整理自己的思绪，并远离可能让你感到压力的事物。

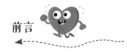

- 避免消极情绪。持续的消极情绪会阻止你享受生活，所以要采取行动进行积极的思考。你可以寻求咨询师、教练或医生的建议。

- 进行积极的展望。如果以积极的眼光看待所面临的一切，你对待挑战的方式就会发生巨大变化，你可能看到机遇而不是问题。

- 为自己的兴趣或爱好腾出时间。花点时间在业余爱好上，有助于补充耗尽的能量并找到资源来应对生活的其他方面。

- 管理压力。你不太可能完全消除压力或焦虑，所以只能退而求其次，了解如何管理和减少它们。如果你怀疑你的压力水平太高，就要寻求帮助。

- 活在当下，顺其自然。尽量不要回顾过去或担心未来，这只会增加压力，因此请专注于欣赏当下，欣赏你现在所处的地方。

- 睡眠卫生（sleep hygiene）。睡眠不足会对决策、情绪和思考问题的能力产生负面影响。分析如何改善你的睡眠卫生，并采取行动积极改变。

我们的社会和社区在开始进行有关心理健康的对话

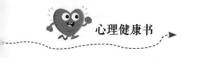

上还有很多工作要做。但是，我们每个人都必须从某个地方开始。相信我们，心理健康问题可以影响任何人——心理健康不"歧视"任何人，但幸运的是，有很多出版物、人和组织能够且愿意帮助你。你没有什么可感到羞耻的，我们可以一起进行持续的改变。

肖恩·戴维斯　安德鲁·金德

目录 CONTENTS

第3章　理解具体的心理健康状况　/ 097

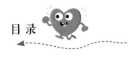
第 4 章　心理健康与变化 / 143

第 1 章

理解你的心理健康

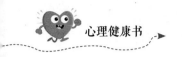

心理健康如何影响我们

　　心理健康包括情绪健康、精神健康和社会适应良好。它能够影响我们的思维方式和行为方式，塑造我们对他人、情况和环境进行回应并与之建立联系的方式。心理健康也是影响我们在生活中进行决策和选择的关键因素。

　　心理健康使每个人都能应对日常生活的"正常"压力。

　　当心理健康受到生活压力的影响时，就会形成心理健康问题。这可能发生在任何人身上，无论其年龄、性别、种族或社会群体如何。在英国，四分之一的人都曾在其生命中的某些时候遇到过心理健康问题，这一点被人们普遍认可。心理健康问题的范围，可能从较为常见的情绪低落（如焦虑和抑郁），到不常见甚至更严重的情况（如躁郁症和精神分裂症）。

心理健康问题可能发生在任何人身上，从开始就理解这一点真的很重要。

心理健康问题可能因为特定事件而突然出现和发展，也可能逐渐形成并随时间推移而恶化。一些心理健康问题可能持续存在，并可能被归为"残障"一类。其他状况则可能反复发生或者时好时坏。但是，如果能得到有效支持，那些被诊断出患有精神疾病的人仍然可以享受健康的、有效率的和幸福的生活。实际上，通常他们可以完全康复，或者学会控制好症状并过上充实的生活。

就像身体健康一样，心理健康也受到一系列因素（如环境和经验）的影响。有些因素有可能超出我们的控制范围，而有些则是可以被你和周围人所决定的。

影响心理健康问题的常见因素是生物因素（如具有心理健康问题的家庭史）。其他因素可能包括教育、自我意识水平和生活经验。例如，发生于童年的创伤或虐

待。这些因素是可以被影响和改善的。

你在哪里做什么工作，也可能对心理健康产生负面影响。不可控的工作量或需求，不明确的工作角色和职责的改变，对工作缺乏控制，工作生活不平衡，与经理或同事的关系不好，组织变革或工作不安全感，工作一成不变，职业没有发展机会，所有这些因素都可能发展为精神疾病。但是，我们认为结构合理且有意义的工作会对我们的心理健康产生很有益的影响。我们在本书后面还会讲到这一点。

在你的一生中，有时甚至在某一天，你的心理健康可能有所波动，这是完全正常的。有时这没什么问题，有时你可能需要支持，需要空间或一点时间才能回到正轨。还有一种可能的情况是，虽然你的心理健康整体来说是好的，但你也会感到压力或为某件事焦虑。

在英国，有四分之一的人曾在他们生命的某个时候经历过心理健康问题。

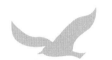

你是否认为自己有心理健康问题

心理健康对每个人来说都是独一无二的，并且当我们有心理健康问题时，它所展现的症状也是独特的。尽管如此，有一些常见的症状可能表明你有心理健康问题，包括：

- 情绪波动；

- 情绪低落，感觉麻木/悲伤/无所谓；

- 个性改变；

- 自残或自杀性思维或行为；

- 注意力、推理能力或决策能力降低；

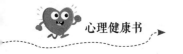

- 难以理解他人或环境，或难以与他人和环境产生关系；

- 脱离现实，妄想，偏执或经历幻觉；

- 过度的愤怒、侵略或暴力行为；

- 酒精、烟草、药物或毒品的摄入量增多；

- 吃得太多或太少；

- 离群和隔离，远离人和常规的活动；

- 缺乏兴趣或动力；

- 无明显理由地流泪或感到悲伤；

- 烦躁；

- 过度疲劳，几乎没有力气；

- 感到焦虑、不安、沮丧、担心或害怕；

- 无法执行日常任务。

此外，这些症状还可能表明你在经历某种困难或身体疾病。同样重要的是，你要知道，每种特定的心理健康问题都有其具体的症状。所以，在你寻求帮助之前，考虑一下这里列出的普遍症状，确认你或与你关系密切

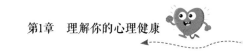

的人身上是否有这些问题。

　　因此，如果这些症状中的任何一个让你听起来感觉很熟悉，你可能就要寻求帮助了。你可以找值得信赖的朋友、同事或家人，甚至可以是帮助你走上恢复之路的专业人员。

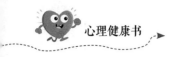

确定是什么在影响你的心理健康

如果你不能够确定导致疾病的不利因素，就无法走上恢复的道路，无法改善、滋养、提升心理健康和幸福感。

你首先能够做的，就是尝试去了解什么会影响你的心理健康。有一种方法是每天详细记录你在一天当中的不同特定时间点的感受，注意到任何让你感到压力或不适的事情。

我们在日常生活中需要扮演很多角色。例如，父母、雇员、朋友、经理、亲戚或志愿者等。以下示例说明了应该如何记录你每天在工作中的感受，这些原则也适用于我们在日常生活中的任何角色。

例如，工作中是否有一些迫在眉睫的最后期限或与客户、同事进行的定期会议触发你的压力或使你感到不适？

问问自己下列问题，以帮助记录你的感受：

- 你开始感到压力是哪个方面？

- 是否有特定的某个人或某群人参与其中？

- 你对此情境有何反应？

- 你是否有过消极的想法？你是否实现过这些想法？

通过记录在某些情况下的感受，你可以识别出一些行为模式，这些行为模式能让你知道应该采取什么样的行动来帮助自己。

如果你正在努力识别影响你的具体的压力来源，那么可以尝试不同的方法。例如，如果你认为工作上的某件事情影响了心理健康，就记下做过的所有事情，以及在每件事情上所花的时间。

尝试将你工作中的所有事情都记录下来，包括回复

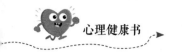

电子邮件和参加例行会议，以及你为同事提供的帮助。

回顾这些，你能发现可能引起压力的事情吗？

你已经采取了第一步来定位心理健康问题之所在。现在，你绝对能够更好地针对它们做一些积极的事情。

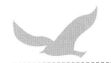

心理健康的性别差异

相对于女性，男性更不愿意承认健康问题，更不可能寻求专业帮助。男性常常会等到事情已经发展到非常紧迫、自己已经难以处理的时候，才找医生或寻求心理健康支持服务。

男性心理健康思想领袖论坛（Opinion Leader for Men's Mental Health Forum）进行的一项调查发现，在患有心理健康问题的男性中，46%的人会对因心理健康问题请假感到尴尬或羞愧。在这些人中，约有52%的人担心，如果自己因为心理健康问题而请假，雇主会对他们有不好的看法。

回顾男性与心理健康的研究可以看到，男性难以应对自己的心理健康问题是一个非常现实的问题。

- 在任何给定的时间，12.5%的男性被诊断出有心理健康问题的症状，如焦虑症、抑郁症、恐慌症或强迫症。

- 英国至少有1/10的男性劳动力自称"压力很大"，34%的受访者对"认为自己感到压力"表示赞同或强烈赞同（2016年男性健康论坛）。

- 只有50%的男性在讨论心理问题时感到自在（社区商业协会，2017年心理健康工作报告）。

- 研究人员发现，有28%的男性对他们遇到的最后一个心理健康问题没有寻求帮助。相比之下，女性则是19%（2016年心理健康基金会）。

- 大约34%的男性承认自己会因为心理健康问题请假而感到尴尬或羞耻。相比之下，有13%的人能够意识到自己会因为身体伤害请假而感到尴尬或羞愧（2016年男性健康论坛）。

- 英国的自杀者有3/4以上（76%）是男性（英国国家统计局），自杀是45岁以下男性死亡的最大原因（英国卫生部）。

情况似乎确实对有心理健康问题的男性更不利。

但是，为什么男女在应对心理健康问题上会有如此显著的差异？有人认为，这些差异是我们无法控制的，男性应对心理健康问题的方式是基因组成的一部分。

尽管这场辩论将毫无疑问地持续下去，但是，有一些因素是我们可以影响的，或者我们至少可以选择自己的应对方式：

- **生活经历**

不管是正面的还是负面的童年经历，都对我们成年后的性格、个性和情感有着深刻的影响。因为男孩被鼓励要"像个男子汉"、表现得坚强、克制并接受命运带给他们的一切——这阻止他们展现出自己脆弱的一面。所以，当他们成为成年人后，可能发现在为某件事情感到挣扎，特别是关于他们的心理健康和幸福时，他们难以启齿去寻求支持。

- **社会和文化的影响**

与女性相比，男性更容易饮食不健康、超重、酗酒、滥用药物和遭遇事故。男性身体状况不佳，可能对

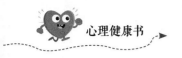

其心理健康产生相应的影响。男性的社交方式往往也与女性不同。男性的亲密关系更少，这意味着如果他们出现心理健康问题，可以让其依靠或可以鼓励其寻求支持的人更少。由于男性往往更专注于工作关系，当问题发生于工作中时（如与同事或直属经理产生冲突），他们会感到特别无助。

- **工作场所的影响**

男性承担的压力很大。即使社会正在改变（这是好消息），大多数男性的收入仍然比女性收入高，更有可能在组织中担任高级职位。男性拥有全职工作的可能性是女性的两倍，他们更难以平衡工作与生活，这使得他们的工作时间过长。同时，他们也更有可能是家庭的主要经济支柱。由于工作在男人的生活中占据了如此重要的位置，当工作不如意、被他人疏离或工作不确定时，工作就可能成为心理压力的一个重大来源，这也会影响其家人，以及与其关系密切的人的心理健康。

感觉自己多余也会对男性造成特别大的影响。特别是当男性失去工作时，他们的目的感和对家庭与社会的贡献感会遭到广泛的质疑。

现实是，如果男性在有心理问题的初期不积极寻求帮助就意味着心理健康问题可能持续得更久、发展得更严重。当政府、雇主、慈善机构和心理健康运动实践者所进行的工作能够影响到那些最迫切需要帮助和觉醒的人时，这种情况自然会改变。

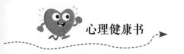

伴随心理健康问题而来的耻辱感

不管我们喜不喜欢，围绕着心理健康问题总有一种耻辱感。

与男性相关的刻板印象，尤其是要表现得坚强，往往会成为没有"软情绪"的"真汉子"的期望，这大大增加了人们对心理健康问题的耻辱感，阻止人们在自己的心理健康处于危险之中时去寻求援助。

围绕心理健康的耻辱感可能导致人们害怕自己会受到评判或歧视。这可能阻止你谈论自己的心理健康与积极寻求支持。结果，你可能感到无法和任何人讨论你的感受。因此，掩盖问题并希望它消失，似乎是人们最简单或唯一的选择。

由"应时而变（Time to Change）"运动进行的一项调查（2015年）显示，有心理健康问题的个人所面对的耻辱感和歧视，通常比疾病本身还要严重。在这项研究中，有60%的受访者表示，这些负面反应和他们的问题的症状一样，甚至更具有破坏性。35%的人表示，耻辱感让他们放弃了对生活的斗志、希望和梦想。调查还发现，近一半的受访者（49%）对与雇主谈论自己的心理健康而感到不自在。

遗憾的是，这种耻辱感不会在一夜之间消失。但情况正在悄然改变。

名人、具有影响力的人和英国王室的年轻成员，正积极讨论应该如何提高公众对心理健康问题的意识。他们强调讨论问题和寻求帮助的重要性，因为有证据表明所有人都可能受到心理健康问题的影响。

雇主也在采取行动以促进积极心理健康并为员工提供相关的教育课程。组织创造良好的企业文化，使员工能够开诚布公、能够寻求支持而无须被评判或歧视——尤其是关于他们的身心健康，这对组织来说不仅是正确

的事情，也是有经济意义的。

纵观英国，心理健康慈善组织Mind的"应时而变"运动就致力于帮助那些经历过心理健康问题的人更好地面对心中的耻辱感和来自他人的歧视。Mind报道，自2007年该运动开始以来，公众对有心理健康问题的人的态度改善了8.3%。

显然，世界所发生的这些变化，可能并不总是发生在你的日常生活中。尽管有许多为消除与心理健康问题相关的耻辱感进行的工作，但你的现实感受可能还会有所不同。

心理健康问题会影响所有人是不争的事实，但是，有人和组织愿意帮助你，所以，你没有什么可感到羞愧的。

第 **2** 章

管理你的心理健康

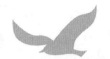

培养自我意识

自我意识是情商的基石之一。它是一种能力，可以用于识别自己和周围人的情绪。我们可以运用它来区分不同的感受及其意味，并最终用这些信息来指导我们的反应、思考和行为。

因此，要管理你的心理健康，自我意识可能是需要培养和发展的重要特性之一。

自我意识是对自我的有意识的了解，包括我们的性格、信念、欲望、品质、动机和感觉。对这些方面中的每一个都有良好的了解，可以极大地有益于我们在生活和工作中的参与感、成就感与满足感。

大多数人都根据自己从周围人身上看到的或学到的东西来选择自己的教育和职业。但是，随着我们的成长和成熟，这些选择可能不再适合我们目前的性格、欲望和偏好。这时，自我意识可以帮助我们识别更符合我们个人意愿的替代选项。

许多测试可以帮助我们更深入地认识和了解自己的性格。例如，心理测验、辅导工具和自我反思技巧。对自己有深刻的了解，会对工作和生活起到积极影响，这有助于我们：

- 更清楚地理解自己和其他人的情绪。

- 提高沟通技巧，促进团队协作，包括观察我们不能马上意识到的"盲点"。

- 提高领导能力和工作绩效。

- 通过关注和激励角色、责任和任务，提高工作满意度。

- 充分利用职业发展机会。

为了培养自我意识，要收集来自周围人的正式的或非正式的反馈，以了解我们自己，了解我们和我们的行

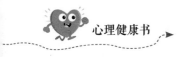

为对他人的影响。

自我意识提供了机会，让我们思考如何与他人互动和如何影响他人，使我们能够调整我们的行为来回应不同的人和情况，以便让我们可以维持自己的心理健康。

"七年前，我的心理健康状况不佳，四个月无法工作。我恢复的第一步是理解我能做些什么来改变现状。在疲于应对时，我不再听自己头脑里的声音，而是仔细去看那些提示我将有问题的迹象，并与妻子沟通。但是，我做的最好的事情是，用养宠物狗取代了酗酒！现在，我找到了消除头脑里那些声音的方法——坚持健身。无论是对待同事、家人还是朋友，我找到了避免陷入紧张忙碌的生活中的方法。"

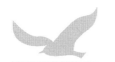

自尊与心理健康

自尊反映了人们有多看重自己、如何照顾好自己，以及如何处理与他人的关系。当人们难以实现积极心理健康时，其自尊很有可能也会受到影响。

"当我的自尊受到打击时，我的心理健康状况就会恶化。我顺其自然，努力将注意力保持在将来可以期待的事情上。"

尽管自尊的建立需要时间，也会受他人（伴侣、父母、手足、亲戚、朋友、工作伙伴和经理）的影响，你也可以做一些事情来建立和提高自尊。

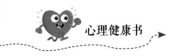

- **了解变化的影响**

自尊可能受你应对变化的方式的影响。对变化要持积极的态度，至于你对结果可能产生什么样的影响，则要现实一些，这样有助于维持和保护你的自尊。

- **照顾你的身心健康**

良好的身心健康将帮助你应对生活压力。定期锻炼、吃饱喝足并得到充足的休息和睡眠，将确保你对自己和自己的幸福保持高度重视。

- **腾出一些时间来娱乐**

通过参与有趣的、令人愉快的娱乐活动和体验，你可以展现出你重视自己内心的快乐，从而有效地提高自尊。

- **投资人际关系**

考虑你对处于重要关系中的自己的期望。你期望从他人那里得到什么，通过做什么来确保在关系中投入的时间、情感和精力对你的自尊有积极的影响。

- **善待自己**

你欣赏自己积极的态度和所取得的成就，还是消极的一面？尽量避免那些会对你的自尊产生负面影响并最终让你失望的人和事。你也可以写一本感恩日记，定期记下你要感恩的东西。

• 为自己的快乐负责

你要承认，你能控制自己的命运，也拥有建立自尊的力量。不要等别人来建立你的自尊或挫败你，你要对自己负责。

你可以与可信赖的朋友或专业人士谈谈你的自尊，也可以做些什么来确保你的自尊尽可能强大和坚韧，从而有助于培养积极的心理健康。

"自尊与心理健康之间有着巨大的联系，当事情不顺利时，低自尊和感觉不够好会削弱我的心理健康。知道我的感受是正常的，懂得不在自己不能改变的事情上打击自己，让这些感受较快地过去，在它们产生负面影响之前就将它们清除掉。"

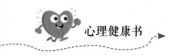

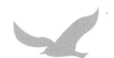

心理韧性与心理健康之间的联系

心理韧性是我们将逆境转化为可能性的直觉能力——它是我们的"反弹力",保护我们不被生活中的挫折击倒。情绪韧性是我们对在生活和工作中面临的人、地点与事情的态度及反应。

从根本上说,心理韧性是指直面生活现状而不是按照你希望的那样来面对生活的能力。通过学习的方式来对待挫折,它让我们看到可以从挫折中学到什么,而不是被挫折击败。其实,缺乏心理韧性的人的一个共同特点是,他们不仅在遇到障碍和烦恼时感到压力与焦虑,而且在克服这些压力与焦虑时所要花费的时间和精力较多。

我们缺乏心理韧性的原因，可能与成长、未解决的冲突有关，也可能只是天生对不同的压力具有一定的敏感性。除此之外，还有很多因素可以侵蚀我们的情绪韧性并影响心理健康：

- **造成很大压力或创伤的事件**

经历过创伤事件的人会发现，他们对未来冲击的适应能力下降了。

- **同时经历几个压力大的事件**

同时经历多个重要的人生事件或变化，往往会使人感到脆弱。例如，经济困难、失业风险和重要关系破裂同时发生，对一个人的心理健康会有巨大的不利影响。

- **长时间承受压力**

累积的压力如果不加以解决，可能造成像一次性创伤那样的破坏。当一个人反复地处于情绪压力下时，如果压力没有得到解决，他处理压力的能力就会下降。

- **缺乏控制**

这在职场上可能造成特别严重的损害。我们都被分配了任务，这些任务我们可能不一定喜欢，或者不是我

们要求的，但如果在一些因素上（如工作节奏或工作模式）没有选择，或者才能或主动性在工作上得不到发挥，我们可能很快感到疲倦。

- **缺乏社会支持**

社会支持是增强心理韧性的关键因素，没有朋友或没有伴侣（尤其是男性）的个人比那些有稳固社会支持网络的人面临着更大的风险。

在面对这些因素中的一种或多种时，我们可能深受压力的影响。如果发生这种情况，工作表现、决策、情绪、行为以及心理健康都会恶化。

> "走出舒适区并尝试新的事情，帮助我增强了适应能力。有时候这很可怕，而且令人有点尴尬，但这一切都提升了我的应对能力，也让我能够贡献更多。"

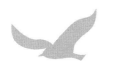

让你变得更有心理韧性的步骤

要增强心理韧性，重要的是，要形成管理压力并促进身心健康的行为习惯。下面是增强心理韧性的一些建议。

- **培养你内在的心理韧性**

这包括相信自己能够度过艰难时刻、坚持乐观的态度和积极参与生活与工作的精神。

- **练习支持性思维**

这是以反思和理性的方式思考的能力，要注意你的想法对自己健康的影响，倾听别人，允许和包容你性格和表现上的差异。

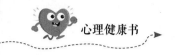

- **寻找解决方案**

培养你在面对可能的困难或后果时发现问题、设定目标并运用解决方案保持思想上和身体上的效能的能力。

- **建立联系**

意识到自己对情感支持的需求，考虑如何获得情感支持、如何从不同的人（包括同事和导师）获得尽可能多的反馈和支持。

- **自我调节情绪**

找到一种方法，使自己在感到沮丧或情绪激动后恢复到冷静的状态。想一想，并分析你的行为的潜在后果以及你消除这些情绪、从这些情绪中恢复过来的能力。

- **养成积极的生活习惯**

保证按时用餐，营养均衡，放松，留出恢复身心的时间。

结合这些建议，有一些策略可以用来提升我们的应对能力：

- **确定脆弱之处**

在制定可以增强心理韧性的策略之前，你需要知道你面对的是什么。试着注意你的情绪，注意你感到有压力和要被压垮时的情况，以更好地了解你的触发点并制定解决它们的策略。不能像鸵鸟那样把头埋到地里，无视周围正在发生的事情。

● 挑战负面思想

悲观很容易成为一种习惯。但幸运的是，与任何习惯一样，它可以通过努力和极大的毅力被改变。与确定脆弱之处一样，记下任何负面的想法，在识别出这些负面想法时要挑战自我，并反思这些想法到底有多合理。是否有办法重构你的思维，以更积极、更合乎逻辑的方式来考虑你的想法？

● 接受你无法改变的东西

如果你有心理韧性，那么你会明白：一种情况无论好坏，你只有先接受它才能去改变它。每天静坐几分钟，平稳地呼吸，观察自己的思想和情绪，是培养接受现状并增强应变能力的一种很好的方法。

● 运动

定期运动可以缓解压力，促进幸福感，让你准备好迎接下一个挑战。如果你发现很难定期进行锻炼，就从

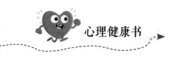

小的锻炼做起，在午餐时间定期散步。即使做一点儿运动，也会有效果。实际上，即使只是午休时出去走走、打破久坐办公的生活方式，也是一个不错的开始。

- **确保你有社会支持**

关于心理韧性的研究常常表明，社会支持对于维持稳固的情绪韧性至关重要。如果你有可以谈心的好友或同事，就定期与他们联系。如果你感到与你身边的人有隔阂了，那可能是时候寻求一些外部的帮助了。

- **养成一些积极的习惯**

无论是运动、花时间与亲友在一起，或者只是花时间进行安静的思考，一旦形成习惯，就会变得容易得多。定期留出一些片刻的时间来进行增强心理韧性的活动，不仅能节省精神上和身体上的大量能量，而且从长远来看，也将极大地改变你的生活。

"虽然远离人群有着既轻松又强大的吸引力，但我发现，与他人在一起会提升你的心理健康状况。"

晚上睡个好觉

睡眠也许是改善生活的最大因素，也是心理健康的关键因素。我们需要的睡眠量因人而异，但对于普通成年人而言，每晚需要的睡眠时间平均为七个半小时。如果你几个晚上没睡好，那也不是世界末日。虽然你可能感到疲劳和脾气暴躁，但它不总是会影响你的整体心理健康状况。

然而，当处于艰难时刻时，你会感到压力、心理健康受到影响，夜里睡不好。当因睡不好觉而休息不足时，你会感到疲倦、烦躁，无法处理压力大的状况。当开始觉得无法应付时，你就进入了一个消极循环：因睡不着觉而感到压力，然后又不可避免地因有压力而睡不

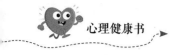

着觉。

我们大多数人都曾经在生活中的某些时刻受到失眠的影响。实际上，我们中有三分之一的人都遭受过失眠的痛苦。失眠最常发生在我们感到压力的时候。

潜在的生理原因是我们体内的肾上腺素处于较高水平，这使得我们很难放松下来，因为它打断了我们平常的睡眠方式。

当然，心理健康问题并不是你睡不着觉的唯一原因，还有其他原因。例如，你是否在服用新的药物？你是否喝了比平时更多的咖啡因或酒精，或者喝的时间改变了？你的卧室是否太热或太冷？你的邻居比平时吵吗？

睡眠模式随着年龄的增长而变化。我们的睡眠往往越来越轻，也更容易中断，因此值得思考一下这些是否也发生在你身上。

好消息是，你可以做些事情来帮助你确保晚上睡个好觉。

下面只是几个选项：

- 确定每日的就寝时间，无论你是否感到疲倦。

- 只在床上睡觉。不要在睡前看电视、吃饭或讨论睡前无法马上解决的问题。

- 睡前要努力放松。你可以读书、听音乐或洗澡。

- 睡前减少咖啡因或酒精的摄入量。避免较晚的时候吃得太饱或吃辛辣食物。

- 如果半小时后你仍未入睡，去另一个房间做一些不需要太多精力的事情，如阅读或熨烫衣服10分钟或15分钟，然后再试试能不能入睡。记住，无法入睡的话，进行伸展和放松也会给你带来一些好处，这比辗转反侧几小时要好得多。

- 通过分散注意力的练习来转移你的注意力和大脑神经能量。这样的练习可以是记足球队、县或城市等的名字等。这本质上就是类似"数羊"这样的老办法。

如果什么办法都无效，你晚上还是经常失眠，那可能就要去看医生了。

除了失眠，还有一些其他的睡眠问题。例如，睡眠

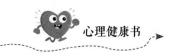

呼吸暂停、腿不安综合征，以及其他底层的医学问题，如疼痛管理可能影响你的睡眠方式。这些问题都需要解决。

> "我有一个相当不错的就寝时间，而且每天晚上都想在同一时间上床。我已经失眠多年，但自从我有了稳定而充满爱的关系之后，这一切都有了改善。孕产还帮助我更好地解决了缺觉的困扰，现在我已经习惯了睡眠中断，但我能够应对！"

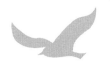

有利于积极心理健康的饮食

我们吃什么和怎么吃，会对身心健康产生巨大的影响。当吃得好时，我们的思维更清晰、情绪更好、正能量更多，这些对身体健康很有益。

我们需要健康的饮食来帮助维持良好的身心健康，这是我们通过整合下列元素来实现的：

- **每天吃五种以上的食物**

从水果和蔬菜中摄入保持身心健康所需的矿物质、维生素和纤维。尝试每天吃至少五种不同的水果和蔬菜，不管它们是新鲜的、冷冻的、干的或罐装的，都有益于我们的健康。

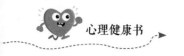

- **将健康的脂肪纳入你的饮食中**

我们的身体，尤其是大脑，需要脂肪酸，如omega-3和omega-6有助于大脑的活动。健康的脂肪可以从鲭鱼和金枪鱼等油性鱼、家禽、鸡蛋、坚果、橄榄油、葵花籽油，以及酸奶、奶酪和牛奶等乳制品中获得。

- **以高纤维淀粉食物为主食**

高纤维淀粉食物包括土豆、面包、米饭和意大利面食，应占你所吃食物的三分之一。全谷物和全麦的淀粉类食品，如糙米、全麦意大利面食和全麦面含有更多纤维、维生素和矿物质。

- **摄入蛋白质**

牛奶以及奶酪、酸奶等乳制品食物是蛋白质的优质来源，它们富含帮助人体保持骨骼健康的钙元素。豆类、鱼、鸡蛋和肉也含有蛋白质。

- **少食用饱和脂肪、糖和盐**

食用过多饱和脂肪，会增加血液中的胆固醇含量，会增加患心脏病的风险。这一点再加上食用含糖量高的饮料和食物，会导致肥胖和蛀牙。饮食中的盐分过多会使血压升高，增加患心脏疾病或中风的风险。

• 控制咖啡因的摄入量

咖啡因作为一种兴奋剂，可以快速提升能量，但随后是情绪低落甚至焦虑。它会干扰睡眠模式并导致上瘾。如果是这样的话，就要很快将它戒掉。

除了注意饮食均衡，还应该计划好如何食用食物能对你的健康产生有益的影响。下面是为积极心理健康制订饮食计划的一些建议：

• 提前计划

无论是提前一周制订饮食计划或分批做一些健康的饭菜放到冰箱里，都要保证每一餐营养均衡。计划将帮助你感到饮食在自己的掌控之中。

• 记饮食日记

记录你吃了什么、什么时候吃的以及感觉如何，有助于监测某些食物会让你感觉好还是坏。

• 尝试定期进食

养成好的饮食习惯，不要跳过某一餐。这有助于保持情绪、精力和血糖水平，也为你的一天打下基础。

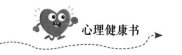

- **如果要吃零食，就要吃健康的零食**

  在你的饮食计划中包含健康的零食，可以帮助你避免感到烦躁或疲倦。避免甜食饼干、含糖饮料和酒精，避免它们能防止你的血糖快速升降，帮助你保持情绪可控。

- **想想食物如何影响你的情绪**

  食用一些能量释放得慢的食物，如蛋白质、坚果、燕麦和全谷物，这些食物可以帮助你保持能量和血糖水平。

- **放慢脚步，从容进食**

  避免匆匆进食，要布置好餐桌，坐下来慢慢吃，这会对你的心理健康产生积极的影响。关注品质和口味，慢慢享受食物，可以让你感到满足。

  与影响我们心理健康的许多因素一样，你也可以得到很多关于饮食的帮助。如果你需要在饮食及其对你身心健康的影响这一方面的支持，可以找医生或注册营养师，他们能够为你提供支持并帮助你找到合适的信息。

"饮食极大地影响了我的心理健康。有时候我陷入焦虑、暴饮暴食，然后为超重和没有得到我需要的恰当营养的恶性循环中。当吃得健康时，我的精神和身体都感觉更好。"

补充水分与心理健康

除了是万物之源，水对保持良好的心理健康也至关重要。

饮水不足会影响注意力和思考的能力，也会影响身体。我们可能会感到头痛或头晕、口干、疲倦或恶心。通常，当我们感到口渴时，人体已经脱水，需要喝一杯了。

我们知道，人每天要喝大约八杯水，换算成体积约为两升。这是我们补充水分的目标，但如果你在运动或处于特别热的环境，可能需要更多的水。

如果你对给自己心理健康补充水分的技巧还掌握得

不太好，那么可以做一些事情确保每天喝足够多的水让自己保持滋润：

- 如果你不喜欢水的味道，为什么不尝试凉茶、水果茶、无糖果汁、稀释的果汁，或者放一片柠檬、橙子、黄瓜到水中，给水增添一点味道呢?

- 一天中身边一直放一瓶水，不时喝几口。

- 如果你总是忘记喝水，在你的手机或日历上设置提醒，或者在书桌或冰箱上贴张便条。

喝合适的饮料也很重要：含咖啡因的茶、咖啡、含糖饮料和酒精不会给你补充水分，因此不应该计入一天的饮水量。

> "当没有喝足够的水时我会知道，因为我的注意力会下降，我会变得有点健忘。我在全天定期喝水的时候会更专注。"

酒精与心理健康

在英格兰和苏格兰，约有24%的成年人经常饮酒超过首席医疗官的指导饮酒量，这增加了他们生病的风险。而且，英国甚至有更多（27%）的饮酒者在他们饮酒最多的日子里狂饮。

这些饮酒习惯很容易影响人的心理健康。虽然酒精对人的情绪和幸福感会有短暂的积极影响，但从长远来看，它会对心理健康产生巨大的消极影响。

饮酒与酗酒和多种心理健康问题（包括抑郁、失眠和焦虑）相关，它们甚至导致自杀率升高。归根结底，酒精是抑制剂，它改变了大脑的化学平衡。我们喝得越多，遭受的伤害就越大。如果我们定期大量饮酒，就会出现抑郁的症状。实际上，经历过焦虑或抑郁的人很可能是重度饮酒或酗酒的人。

除了导致抑郁，酒精还会通过其他许多种方式影响心理健康：

● 记忆力减退

酒精会减慢大脑的思考过程，这意味着人在喝醉时会忘记所面临的现实。经常饮酒过量，会对大脑造成更多永久性伤害。

● 自杀和自残

研究表明，因自残而住院的病人当中，超过一半的人承认，他们在自残之前或之后有过饮酒。

● 关系破裂

尽管酒精可以帮助建立关系，但也可能导致争论和不利行为使关系破裂。

● 不良的睡眠习惯

虽然有人声称他们喝了一两杯酒后睡得更好，但酒精会干扰正常的睡眠周期，让我们感到疲劳、烦躁，并在第二天脱水，常常渴望吃不健康食品。

当酒精影响心理健康时，你可以采取一些积极的做法：

- 如果你正在喝酒以缓解压力，请尝试做其他事情（如散步或参加运动课程）以降低压力。如果喝酒是为了掩盖特定的问题，请考虑与朋友、亲戚、顾问或医疗保健专业人员谈这个问题。

- 做一个更清醒的饮酒者，花些时间想想你为什么要喝酒。是为了掩盖某种感觉，还是习惯？你也可以如实记录一周之内的饮酒量，记录结果将显示你是否有问题。

- 反省你每天是否都喝酒。如果答案是"是"，为什么？你能在日程里规定几天不喝酒以确保你没有上瘾吗？如果要参加社交活动，你能提出由你开车吗？这样你就不会想喝酒了。

我们的心理健康和身体健康一样，受一系列因素影响。

"我曾经喝很多酒，并以此应付心理健康问题。后来我通过当地的支持团体和我家人的支持来解决这些问题，他们对我的影响最大。我现在还喝酒，但只在周末喝，这给了我一点期待，因为我是在社交场合喝而不是经常性地独酌。"

运动与心理健康

经常运动对我们的身体有益，这已不是秘密，但我们很容易忘记：这也是使我们的心理处于最佳状态的一种绝佳方式，它有助于提高我们的幸福感，帮助我们克服一些最常见的心理健康问题。

即使最少量的运动，也可以改善你的情绪。从在社区周围散步做起，随着你的耐力、动力和能量的增强，你可以每隔几天增加步行路程。

你知道吗？英格兰约有三分之一的人因为缺乏体育锻炼而影响身体健康。

英格兰约有四分之一的女性和五分之一的男性被定

义为缺乏活动，因为他们每周进行的适度体育锻炼不到30分钟。

开始增加体育锻炼后，你会感到一整天更有活力、更放松，对自己和生活状态持更加积极的态度。你还会看到运动对心理健康的一些其他益处：

- 它可以帮助你提高注意力和记忆力，刺激新的脑细胞生长。

- 它可以帮助你改善睡眠质量，并形成规律，特别是当你将定期锻炼纳入你的生活并使锻炼成为一种积极的习惯时。

- 它通过释放内啡肽这种使大脑感觉良好的化学物质来缓解压力，促进健康。

- 它提供一种疏导情绪的方式，帮助你打破消极思考的循环并让你转而关注其他事情。

除了头脑里要想着多运动，你还要做许多事情来确保你已经做好了锻炼的准备并且一直有足够的动力坚持运动。

● 做自己喜欢的事

有一个跑完马拉松或完成铁人三项的目标听起来很好，但这种运动并不适合所有人。考虑一下什么运动能让你开心——可能是遛狗、和朋友一起慢跑、园艺、游泳、和孩子一起玩飞盘或踢足球，或者在当地健身房上课，甚至逛当地的购物中心。保持心情愉悦的关键是找到你喜欢的事情。既然想要运动，就可以挑战一些新的或者不同的事情。

● 奖励你的成就

除了改善心理健康，你还可以考虑奖励一下自己。具体的奖励可以是，和你的伴侣一起洗澡、按摩、吃饭，或者在沙发上小睡15分钟。总之，做那些能够改善你身心健康的事情。

● 记住，你不必一个人做！

你可以使运动成为一种社交活动，无论是与朋友、家人一起还是上健身课，都是保持动力的好方法。在你感到不振奋的日子里，有人鼓励你出门，有人可以和你一起庆祝成果，这都会有所帮助。

- **将运动纳入你的日常生活**

你可以在目的地的前一站下公交车或火车，然后走完剩下的路；可以走楼梯而不是乘电梯或自动扶梯；可以设置提醒以便在一天中定期提醒自己站起来。想一想，你应该如何在自己的日常安排中增加额外的运动，让自己保持较高的动力。

> "对我的心理健康最好的锻炼是散步，它支持我的正念练习并让我在感到放松的时候出门活动。这对我很重要，因为我知道，当我感到焦虑时，散步是很好的应对机制，定期散步帮助我保持健康的心态。"

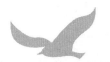

打破运动的障碍

在使运动成为生活的一部分时，我们自己可能是自己最大的敌人。我们总是不愿意或者不想做一些对自己有益的事情。

幸运的是，我们遇到的常见的运动障碍是比较容易克服的。

• 我太累了，无法运动

我们很容易相信，当感到压力和焦虑时，运动会让人感到更加疲倦，并且消耗身体所有的能量。实际上并非如此。定期运动会让人精力充沛，并减少疲劳感。

- **我的身材实在太差了，再怎么运动也没有意义**

实际上，所有人都必须从某个地方开始，即使你已经多年没有运动，现在开始也为时不晚。即便最小的变化，如停车时尽可能停得离商店或办公室远一点，多走几步路都会对你产生积极影响。

- **我讨厌锻炼**

幸运的是，锻炼并非要在跑步机上或有氧课程中进行。很多方法都可以提高你的身体素质，每个人都能找到适合自己的，只需体验一两分钟即可知道什么适合你。园艺、跳舞、散步、游泳、普拉提、瑜伽、骑自行车、重量训练、网球、远足、武术……花点时间想一想你可能喜欢做什么。

- **我没有时间**

你可能很忙碌，但需要抽出时间。既然已经认识到自己需要锻炼，就要优先在日程里安排它。说实话，你花了多少时间坐在沙发上看电视或浏览社交媒体。你可以将这些时间用在更好的事情上——从每天10分钟或15分钟开始。

- **不值得花那个时间，我注定会失败**

有时候，我们会对自己的身体形象评价很差，对自己的感觉也非常糟糕。要知道，并非只有你一个人是这样的，而这是可以控制的。选择不是自己一个人的课程、教练或活动。有其他人会明白你的感受并支持你做出改变。

- **运动太痛苦了**

如果你因为身体疾病或其他状况而感到痛苦，就应该从医护人员那里获得一些适合你的运动类型的建议。不要让痛苦阻止你，从想做的事情开始，尝试比较简单的运动，如游泳等，或者尝试多次数短时间的运动。

拒绝欺凌与骚扰

　　欺凌和骚扰，无论是偷偷摸摸的还是比较公开的，都可能发生在任何时候，如上学、工作或者各种社交活动中。

　　欺凌是滥用权力、地位或知识来批评、羞辱和摧毁他人的能力与信心的行为。

　　欺凌会对心理健康产生巨大影响，会折磨你，使你感到焦虑和沮丧。

　　与欺凌形成鲜明对比的是骚扰，骚扰是不恰当的或对方不希望受到的行为，会被对方（或其他人）合理地认为影响了他们的尊严、自重和自尊。

骚扰可能包括针对年龄、信仰、残疾、国籍、种族、性取向、家庭状况、宗教，或者任何其他个人特征的暗示性言论、手势、评论、笑话或无恶意的玩笑。它可能是一次性事件，也可能是由一个人或一群人主导的一系列行为。

欺凌和骚扰行为会极大地影响人的心理健康，可能导致一系列消极的情绪和感受。这两种行为会使人：

- 焦虑、担心、悲伤和流泪；

- 愤怒和感到压力；

- 感到自己一文不值和不被人疼爱；

- 无助和绝望；

- 身体不适；

- 有自残的危险；

- 注意力难以集中；

- 希望躲避社交和工作互动；

- 食欲不振或开始安慰性进食；

- 依赖毒品或酒精；

- 难以入睡和放松；

- 遭遇噩梦。

任何程度的欺凌，无论是在社交场合还是在工作场合，都是不可接受的。没有人有权使另一个人感到羞愧、害怕或孤独。如果你被欺凌，不管欺凌者告诉你什么，你都是有能力阻止它的，而且有人和组织已经做好准备，他们愿意也能够为你提供帮助。

- 与你的医生谈谈你正在经历的事情以及你的感受，特别是如果你因受欺凌或骚扰而感到抑郁、焦虑或有自残或自杀想法的话。在预约医生之前记笔记，以便你能记住你的所有症状。

- 如果你的雇主参与了员工协助计划，那么会有专业人员随时与你谈你正在经历的事情，而且谈话是以一种安全、保密和不评判的方式进行的。

- 其他专业组织也可以帮助你避免可能的欺凌和骚扰。

与专业人士讨论发生的事情，可以帮助你更好地了解一些东西。例如，你的公司关于欺凌和骚扰行为的相

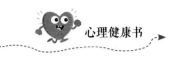
关规定，可以帮助你权衡提出投诉和通过非正式手段应对欺凌的利弊。

除了寻求专业帮助，你还可以做很多事情来照顾自己：

- **关爱身体健康**

吃好，适量饮水，避免喝酒和吸毒，定期锻炼。

- **抽时间放松和休息**

练习放松技术并尝试进行一些呼吸练习。无论发生什么事，通过放松，你都能够以最好的心态与肇事者打交道。

- **记录正在发生的事情**

在纸上、手机上或电脑上记下事件、日期和时间。这将帮助你确定事件的时间表并记下将来可能给予你支持的人的姓名，特别是在你进行正式的指控时。

可悲的是，欺凌和骚扰确实会发生，不客气地说，有些人的表现令人完全无法接受。但请记住，你确实有能力阻止你正在遭遇的事情。所以，如果你有这样的遭遇，请采取行动。

当孤独成为心理健康问题

虽然孤独本身并不是心理健康问题，但两者紧密相连。心理健康问题会让你更多地感到孤独，而感到孤独会对心理健康产生负面影响。

我们都有不同的社交需求。大多数人需要某种社会接触以保持良好的心理健康，但有些人会满足于有几个密友，而有些人则希望有一大批熟人。在某些方面，这受我们个性的影响，因此，性格外向的人会比性格内向的人更加强烈地感受到孤独的影响。

重要的是，要认识到独处与孤独不一样。如果你对独处感到自在的话，那么你独处就没有什么问题。

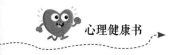

但是，如果你感到孤独，这也许是因为你没有经常看到他人或与他人交谈，或者你被他人包围，但你感到没有得到理解或关心，就可以做一些事情来让自己感觉更好一些。

• 考虑如何与陌生人见面并建立联系

通过尝试结识新的或不同的人可以克服孤独感。你可以去上课、加入当地的团体、为慈善机构工作或在社区当志愿者。

如果还没有准备好在线下结识新朋友，你可以在线与他人互动。虽然在线参与可以帮助你减轻孤独感，但一定要小心。例如，永远不要分享个人信息，如你的家庭住址或银行账号之类的信息。如果有人急着要见面，请多加小心。

• 与周围的人谈论你的感受

即使周围有很多人，你也可能感觉到他们没有给你想要的照顾、关注、及时响应和体贴。管理这一点的最好方法是开诚布公。虽然这样做很难，但你可以向他们解释你的感受，建议他们以后聆听更多你的感受。他们可能并没有意识到他们的行为影响到了你，但他们可能愿意改变。

● 不要期望事情会在一夜之间改变

改变与人互动的方式，或者结识新朋友，不会一夜之间改变，这需要时间，所以不必着急。

在结识新朋友时，管理你的期望，不要指望立刻进行全面的互动。

花时间适应新的群体或情况，并观察发生了什么，然后选择融入进去的最佳时间。

● 抵制将自己与他人进行比较的诱惑

如果在社交媒体上将自己与他人进行比较，并专注于他们的感受、行为，以及他们所取得的成就，你恐怕要失望了。社交媒体的帖子总是只讲了故事的一面——通常只是经过精心策划、有意地放大积极的部分、编辑过的表象，所以对这些不要太当真。如果你怀疑它们对你的心理健康有负面影响，可以考虑少花点时间在你喜欢的社交媒体上。

反思孤独的感受如何影响你的健康也很有帮助。如果它让你感到沮丧，那么肯定会影响你的身心健康，因

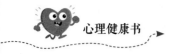

此采取行动并做出改变很重要。有趣的是有研究表明，缺乏社交关系对健康的危害，可能和每天吸15支香烟一样大。

综上所述，开始最痛苦、最具挑战性的一步是确定你的现状。这是采取行动改善状况和自己感受的跳板，所以你要勇敢一点，做出改变。

社交媒体与心理健康

社交媒体现已成为我们生活中不可或缺的一部分。据报道，世界上40%的人口都使用社交媒体。无论是Instagram、Facebook、Snapchat、Twitter或其他鼓励分享生活片段和观点，以及窥探别人生活的平台似乎都将继续存在。

现在，社交媒体已成为我们日常生活中不可或缺的一部分，它们对我们的心理健康有积极的影响也有消极的影响。

在积极影响心理健康的方面，社交媒体可能特别有用。在困难时期，它可以提供强大的支持系统，使人们可以找到自己所面临的问题的相关专家。在线交流社区

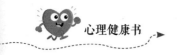

可以提供重要的情感支持，让人们可以说出自己不一定有勇气问的问题。这有助于减少孤立感或焦虑，并有效地帮助个人寻找能够支持心理健康的答案。

尽管社交媒体很好，但许多研究指出，社交媒体会损害心理健康。一些研究发现，社交媒体的使用与抑郁和焦虑之间存在关联，尤其令人担忧的是，社交媒体的使用与日益增加的自杀风险之间也存在关联。

社交媒体可能使人们在生活与工作成就上感到不足。研究人员发现，Facebook和Twitter的用户中，有五分之三的人在和其他人的发帖相比时会认为自己的成就不足，这会令他们嫉妒其他用户。

担忧的另一个原因是夜间过度使用手机引起的睡眠障碍与抑郁和不快乐之间的关联。夜间花时间查看社交媒体的人更有可能受情绪问题的困扰（包括神经质和躁郁症），他们认为自己不快乐、孤独。

社交媒体实际上可能使我们感到更加孤立，而不是与他人联系更紧密。一项针对7000人的调查发现，在社交媒体上花更多时间的人更可能感到社交孤立，包括缺乏社会归属感、与他人的互动和充实的关系。

借助社交媒体，我们很容易将自己的生活与关注的那些人相比。这虽然是人类的本性，但不健康。一项研究发现，经常使用Facebook可能导致抑郁的相关症状，如果该网站引起用户的嫉妒感的话。

另一项研究指出，当人们不再使用社交媒体和互联网时，他们出现了戒瘾的心理症状，这些症状包括心跳加快、血压升高和焦虑。

重要的是要认识到，社交媒体有多容易上瘾。即使我们知道它是我们生活中重要的一部分，知道事情到我们意识到的时候总是为时已晚，也无济于事。但是，退一步来评估你的社交媒体使用情况，更容易反思其对你的心理健康的影响。

"我对社交媒体持非常现实的看法。虽然我喜欢看它、愿意用它了解我的朋友和家人的活动，但我也明白，互联网上的形象和生活并非总是反映镜头背后的真实情况。他人的生活看起来富有，他们轻轻松松拥有财富，拥有光鲜的房屋和假期，但在字里行间，我们并不能够相信这些人的生活。"

帮助自己管理使用社交媒体的时间

如果花太多时间在社交媒体上而没有在现实世界中花足够的时间，现在也许是时候尝试管理这种上瘾了。

● 承认你有问题

当然，解决问题的第一步是承认问题。

你是否一起床就看社交媒体，或者你每吃一样东西都要拍照发到社交媒体上？与朋友外出时，你是否发现自己不断在手机上看你的社交账户？是否有这样的情况：你和你的伴侣坐在沙发上，你们本来应该一起看电视或者聊聊一天过得如何，而你却在浏览手机？如果无法查看手机，你会害怕错过他人身上所发生的事情吗?

如果发现自己对这些问题中的任何一个回答都是肯定的,那么现在就是承认你可能有问题的一个好时机。

● 消除来自屏幕的诱惑

接收来自社交媒体关于最新活动的推送通知非常有诱惑力,它们可以吸引你立即滚动查看正在发生的事情。禁用推送通知有助于减少你在网上花费的时间。你也可以选择暂时停止看来自某些群和页面的帖子,将新闻订阅源的一些流量"延后"。

● 反思你还可以做什么

虽然社交媒体很有诱惑力,但你可以思考一下你从中真正得到了什么,以及它给你的生活增加了什么价值。你可以用这些时间来阅读、看电影、和朋友联系、培养新的爱好或花更多时间陪伴你的伴侣吗?你是否有足够的勇气放下电话去做些不同的事情?

● 问问自己真正需要的社交渠道有多少

社交媒体似乎总是有新的东西,如新的、具有诱惑力的平台。但是,你真的需要另一种方式来浏览新闻提

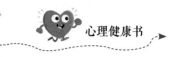

要吗？查看你拥有的账户并拒绝开设新账户的诱惑（无论多么流行），都是管理社交媒体使用的积极方式。

- **让你的社交媒体发挥重要作用**

在发布你的最新想法之前，请花一点时间确保你的贡献能够发挥重要作用。它真的重要或者有必要被分享出来吗？你真正想告诉的是谁？他们真的那么感兴趣吗？通过三思是否要发帖，你将更好地分析自己对社交媒体的使用并减少花在它们上面的时间。

- **享受现实世界的关系和体验**

如今，人们喜欢在进行某种体验的时候拍照，或者录下音乐会上自己最喜欢的曲子的视频，而不是实时地享受那一刻。我们实际上是否会回顾这些曾经捕捉到并发布出来的帖子的内容？有多少人会真正去看它们？所以，如果答案是"不那么多"，那我们为什么要花那个时间？享受现实世界中的关系和体验，不更好吗？

- **你有足够的勇气停用吗**

也许停用一周真的是很长的一段无法控制的时间。如果从停用社交媒体一个晚上开始，然后停用一天呢？

当你回到社交媒体上时，那些更新仍然存在，如果它们真的很重要，那么你的朋友和家人会拿起电话或发消息告诉你发生了什么。如果不是，那么也许他们需要读一读这本书！

实现积极的工作与生活的平衡

工作和生活的平衡是指投入工作中的时间和精力与投入生活中的时间和精力相比，生活中可以是你的伴侣和家人、爱好、运动、志愿工作或更普通的家庭生活。

当工作和生活失衡时，你可能遭受身体上、理智上、情感上甚至经济上的影响，你的人际关系也可能受影响。过分强调工作，会导致倦怠和压力。然而，一旦实现并维持积极的工作和生活的平衡，你会拥有幸福感并改善自己的心理健康。

当然，工作和生活的平衡对每个人来说都是独特的，它取决于人不同的生活阶段。但是，用正确的方法更好地管理它，你将能够适应生活所带来的变化和挑战。

实现更好的工作和生活的平衡的第一步是反思你目前的职业需求和生活需求。一旦对时间和注意力的分配方式，以及想改变它有了更深的理解，你就可以开始寻找途径达到更好的平衡。

为了达到更好的平衡，需要在你的工作与生活中设置比较现实的、更容易达到的边界。你的工作日和工作时间可以定义得更好吗？你能否更好地管理电子邮件并抵制下班后查收邮件的诱惑？

确定你的工作和生活的重点并设定关键目标，重新安排你的时间并满足这些优先事项。你可以想想哪些事情是紧急的，哪些事情是重要的，这两者通常很容易混淆。

除了要满足生活中可能有的各种要素的要求，我们很容易忘记重要的东西，只是努力履行对他人的承诺和实现他人的要求。想想你是否有时间为自己做件事。你是否能找点时间定期休息，无论是在社区附近散步，看自己最喜欢的电影或节目，或者和朋友共进晚餐？

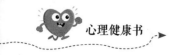

　　实现工作和生活的平衡的关键技巧之一，也许是学会说"不"，因为你不可能一口气完成所有事情。如果你尝试这么做，只会让自己陷入压力之中。

　　"我花了很长时间才实现了工作和生活的平衡。我热爱我的工作，却没有意识到自己花了多少时间在家里。女儿六个月大的时候，我休息了一个比较长的暑假，这真的让我感到惊讶，让我意识到我的生活重点不对劲。休完假回来后，我和经理谈话。他在帮助我建立工作和生活的平衡目标上给了我莫大的支持，并提醒我按时下班！"

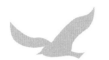

最小化金钱对心理健康的影响

金钱和心理健康有着非常密切的关系。

为金钱担忧会影响你的心理健康，而心理健康差会影响你的理财状况。根据皇家精神病医生学院的说法，在有心理健康问题的人中，四分之一的人负债累累。

金钱与心理健康政策研究所的研究发现，经济困难与心理健康之间有明确的联系。据报告，认为自己"经济上比较宽裕"的员工中，有41%称自己至少有一个心理健康状况不佳的迹象。那些说自己"经济上将将过得去"的人中，这个数字上升到了51%。那些"经济上有困难"的人，这个数字则上升到了67%。

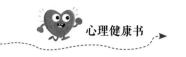

这项研究还确定了个人工作能力会因财务上的焦虑而受损，人们会难以集中注意力、失眠、缺乏动力，以及感到有压力。

债务和金钱上的焦虑会使生活的许多方面失控。如果财务问题影响了你的心理健康，或者反过来，你可以采取一些积极措施来改善你的经济状况，并最大限度地减少金钱问题对你的心理健康的影响。

- **思考心理健康如何影响理财**

你是怎么花钱的？你为什么要花在你做的事情上？例如，你是否花钱使自己在艰难的日子里感觉更好？你是否不得不抽出时间休息，而这影响了你的收入？

是否有一部分理财会影响你的心理健康？例如，当你打开银行或信用卡公司的来信时，你会着急吗？你是否没钱还债，但又无法拿起电话找人借钱？

更好地了解自己在金钱方面的行为，将帮助你找到能做的最好的事情使财务状况回到正轨。

- **与你信任的人谈谈你的处境**

虽然要开始与金钱（以及它使你感觉如何）有关的

谈话可能很难，但与你信任的人交谈，无论是朋友、家庭成员、医生或其他专业人员都会对你有所帮助。

想一想经济问题对你的人际关系的影响或潜在影响。与你的伴侣谈论金钱或债务问题可能很难。如果你需要依靠他们提供经济上的支持，而你又因为自己的心理健康问题而苦苦挣扎，你可能觉得难以将自己的处境坦诚相告。

● 整理好文件

抽空定期查看账单和税务通知，掌握最新情况，保证不会有"惊喜"等着你。保留和整理所有财务和重要文件在一起很重要，这样如果需要检查一些东西，你就可以直接找到需要的那些。

在这方面，拖延症绝对是一个潜在的问题，如推迟对烦琐文件的整理，因此，"少量而经常的整理"将有助于避免文件乱得一发不可收拾。但是，如果你的文件一团糟，今天花一些工夫整理是值得的，这样下次就会更好。

● 充分利用专家

如果你发现自己不会管理财务，而且这影响了你的

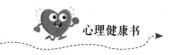

日常生活和心理健康，那可以寻求专家的建议。例如，可以找银行理财顾问，或者拨打相关帮助热线，联系能够帮助你解决问题的人。

我们很容易忽视自己对金钱方面的担忧，它会影响我们的情绪、行为、工作表现和整体幸福感。所以，一旦认识到金钱（或缺乏金钱）正在影响你的心理健康，最好马上进行处理。

在实践中，为什么不考虑用这些简单的策略来帮助平时的理财？

- 承认你在金钱上存在的问题。这很常见，很多人都有。但要接受一点，即通过解决这些问题，你的心理健康状况就会改善。

- 避免花钱的诱惑，并采取积极的行动去做别的事情。例如，去散散步，与朋友聊天或者在家整理橱柜。

- 在你购物的电商网站中注销你的信用卡或借记卡的详细信息。在你受到诱惑的时候，这会让你更难进行冲动消费。

■ 如果觉得很难与银行方面在线下交流经济上的问题，那你可以用电子银行和网络聊天服务。大多数银行都有政策来帮助有财务方面担忧而主动上门的客户，他们乐于提供支持。

■ 如果你是自由职业人士，请严格存钱来缴纳未来某个时间需上缴的税，你可以把这份钱存在另一个账户中，这样你就不会对你的银行账户余额产生错误的安全感。

"你只能控制自己能力范围内的事物。放弃你无法影响的那些事物，因为它们永远不会改变。你一次只能处理一个问题，尤其是与金钱相关的问题，因此需要列出问题清单并依次解决。比起你头脑中恐惧的感觉，你应该直观地列出你要做的事情，因为要做的事情太多了。你总是可以寻求帮助，无论是从家人、朋友还是其他人那里。"

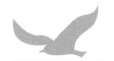

赌博与心理健康

赌博是受许多人欢迎的消遣方式。赌博本身并不是真正的问题，它为人们提供了一种令人激动的途径来获得兴奋感，使肾上腺素激增。当赌博是一种积极的消遣时，很可能：

- 我们已经考虑过自己可以承受多少损失并设定了预算。当达到预算的极限时，我们就准备好离开。

- 赌博不是习惯，我们可以限制投入赌博的时间。

- 我们不会被高风险的赌博所吸引，高风险的赌博可能让我们很快损失很多钱。

■ 赢钱的时候我们可以退出，不会受诱惑去追逐更
　多的利益。

遗憾的是，对于某些人来说，赌博可以很快、轻易
地成为影响他们心理健康、整体幸福感和个人财富的严
重问题。

"赌博让我感到非常沮丧和烦躁，以至于我不和任
何人说话并疏远同事。我意识到自己有多么愚蠢，但这
就是赌博成瘾对我的影响。我不知道我该如何克服。我
现在好沮丧，也不确定该怎么办。我负债累累，看不到
出路。"

根据皇家心理学会的定义，问题赌博是指"扰乱或
损害个人、家庭或娱乐追求"的赌博，它影响了大约千
分之九的人。此外，每一千次赌博中就有70人在将来有
出现问题赌博的风险。

皇家心理学会进一步报告说，问题赌徒更容易使人
自卑、形成与压力有关的疾病、焦虑、睡眠不佳、食欲
不振，进而形成药物滥用问题、患上抑郁症。

一项研究还表明，问题赌徒自杀的可能性比普通人
高15倍。

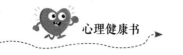

如果怀疑自己可能有赌博问题，那么花一些时间考虑这些问题的答案：

- 赌博的想法是否让你不开心？

- 赌博会干扰你的睡眠或整体的注意力吗？

- 赌博是否分散你对其他问题的注意力？

- 你在和朋友或家人说起时是否有意将自己赌博的数字说少了？

- 赌博是你唯一能想起的还债方案吗？

- 你是否必须借钱或卖东西去赌博？

- 不管你是赢了还是输了，你是否会受继续赌博的诱惑，就是觉得还要再赌一次？

如果你对这些问题中的一个或多个诚实地回答是"是"，那么你的赌博可能成为问题。认识到这一点，是寻求帮助的第一步。一步一步来，这一点很重要。

为了在早期阶段解决此问题，请考虑：

- 找一个可以与你谈论并支持你计划的人，无论这个人是朋友、亲戚、专业咨询师或顾问。

- 尽量远离可能引诱你赌博的地方，但如果无法做到一开始就远离，那么为自己可以赌博的天数或时间设置一些具体的限制。

- 限制赌博的金额。如果要出去赌博，那么设定好赌博的限额并将现金或信用卡留在家里。

- 考虑如何管理自己的金钱，不把钱挥霍在赌博上，确保在你受赌博诱惑之前先把租金、抵押贷款及其他生活费用先付清。

有许多组织和慈善机构可以提供免费的支持和建议来帮助你减少或停止赌博。例如，戒赌者互助会（Gamblers Anonymous）支持世界各地召开的会议，它能够为用户提供建议和信息，并允许用户访问他们的12步恢复程序。

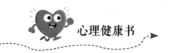

恢复失去亲友的人的心理健康

　　不同人对失去亲友的反应可能相差很大，对这种悲伤的、令人不安的、往往是意料之外的情况的应对方式并没有对错之分。在家人、亲友或同事去世之后，无论你的反应是什么都是完全正常的，并不意味着你有任何问题。

　　你可能遭遇一些常见的感受，包括愤怒、否认、怀疑、恐惧、沮丧、麻木、情绪波动、悲伤、震惊、缺乏自信或者反复回忆与其相处时光的片段。如果在他们去世之前你从未表达过对他们的真实感受，或者如果有误会尚未消除，你甚至可能感到内疚。

重要的是，要接受自己自然的感受，而不是你认为自己应该有的感受。但是，你可以采取一些措施来帮助你克服你正经历的情感上的痛苦。

- **给自己一些感到悲痛的时间**

调整丧亲之痛可能需要很长时间，可能比你最初想的更长。

- **交谈会有所帮助**

通过交谈、分享记忆、将自己的感受表达出来有助于你处理遭受丧亲时的情感反应。

- **不说话也可以**

如果你不想说话，也完全可以，但请确保你过段时间找人交流，要避免过于孤立无援和与他人的疏远。

- **慢慢来**

当刚刚失去亲人时，你自然会感到焦虑和担心，可能无法集中精神。要意识到你所处的压力，慢慢来以避免不必要的事故或压力增大。

- **不要为开始新生活感到内疚**

要开始新生活的正确时机总会到来，所以真的到这

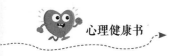

样的时候，不要感到内疚。开始新生活并不意味着你不忠于那个已经去世的人。

• 为未来做好准备

未来将会有你想要标记下来的重要日子，如生日、周年纪念日和其他重要日子，尤其是在丧亲之后的第一年。想想如何庆祝和纪念这些日子，可以休假或与亲朋好友一起计划特别活动。

• 在你身边放置纪念品，保持记忆

保留照片和其他珍贵的私人物品，来保持你对所爱的人的记忆。在特定的时候，你也许更能够纪念他们的生活，而不是沉湎于他们去世时的样子。保留与他们一起共度的美好时光的照片或视频，它们可以帮助你度过这个过程。

• 吃好、少喝点并坚持运动

依靠酒精或其他药物尝试麻木丧亲之痛很有诱惑力，但从长远来看，它们可能造成其他健康问题，因此最好避免使用或者适量摄入它们。饮食均衡、进行一些轻度运动并充分休息也能帮助你应对这一困难时期。

　　失去亲密的人，除了情感上的痛苦，还可能有与之相关的现实后果，包括住房和法律问题、育儿和扶养上的困难以及经济压力。安排葬礼会造成并发症，尤其是在家庭成员并不住在同一个地方或彼此之间关系紧张的时候。

　　与医生交谈是一个很好的起点，特别是在你承受巨大的悲痛时。他们也许能够推荐咨询师帮助你适应已经发生的事情，这有助于最大限度地减少你失去亲友对心理健康的影响。

LGBTQ +与心理健康

尽管任何人都会遇到心理健康的难关，但遗憾的是，LGBTQ +［女同性恋、男同性恋、双性恋、跨性别、非二元性别、酷儿（queer）和不确定自己性取向的人］更容易有心理健康问题。

实际上，普通人中大约有25%会有严重的心理健康问题，而相比之下，在LGBTQ +中，这一比例则超过40%。LGBTQ +的人也更有可能经历各种心理健康问题，如抑郁、自杀念头、自残以及滥用酒精和毒品。

产生这种状况的部分原因可能是LGBTQ +在日常工作中所感受到的侮辱和歧视。可悲的是，LGBTQ +中有六分之一会在他们生活的某个时刻经历他人对同性恋、双性恋或变性的仇恨犯罪，包括在大街上或家门口遇到的语言侮辱和暴力攻击。

在职场上，将近四分之三（74%）的LGBTQ +说他们经历过与工作有关的心理健康问题。此外，19%的LGBTQ +员工在过去五年中因自己的性取向经历过来自同事、客户或服务用户的语言侮辱。

当然，对个人而言，除了性取向或性别认同，还有其他方面，如文化、社会经济、人口和年龄等，也影响着我们对别人和别人对我们的看法。但是，偏见和歧视，以及那些来自家庭成员、陌生人甚至雇主的负面反应或敌意，都会让LGBTQ +感到不能坦白自己的性取向或性别认同，而这反过来又增加了他们的压力、紧张、焦虑以及自卑感。

除了偏见和歧视，还有其他因素也可能增加LGBTQ+的心理健康问题。

• 出柜

虽然对于某些人来说，第一次"出柜"是令人兴奋和自由的经历。对另一些人来说，则是一次巨大的挑

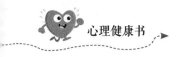

战，带给他们的可能是被拒绝或进一步被骚扰和隔离的威胁，造成他们对性或性别认同的负面影响。选择逐步出柜的方式，即至少先对一个支持者出柜，可以增加幸福感。支持者可以帮助出柜者应对这个过程，提升他们的自信和自我价值。

- **毒品滥用和误用**

LGBTQ +比异性恋者更可能吸毒。实际上，相比于其他人，女同性恋和女性双性恋滥用毒品的风险更高，她们吸食毒品的次数比异性恋女性高出十倍。

- **获得医疗保健**

LGBTQ +可能比一般人感受到更多的社会隔离，这意味着他们比普通人更难获得应对身心健康问题所需的支持和治疗。此外，LGBTQ +和照顾他们的人可能会感受到歧视，这给他们获得医疗保健服务造成了障碍。一项调查发现，就诊的男同性恋者和双性恋者中，超过三分之一（34%）的人有过与其性别取向相关的负面经历，而在女同性恋者和女性双性恋中，这个比例则是一半。

解决LGBTQ +心理健康问题的过程，类似于异性恋者可能采取的方法，但关键是要从那些了解你情况和背景的人那里获得支持。可以找一直陪伴和支持你的朋友。但是，如果你决定找专业咨询师，请确保你能够适应他们，确保他们对性别认同或性别取向的背景有很深的理解。你没有义务去教育他们，他们受过足够的教育，拥有足够的信息，能够从一开始就为你提供帮助。

如果能获得合适的支持，那些诊断为有心理健康问题的人仍然可以享受健康的、有效率的、快乐的生活。

变性与心理健康

　　心理健康和幸福对于变性者尤为重要。变性者所经历的各种情绪和挑战可能引起抑郁和焦虑，有40%变性的成年人曾经有过自杀的念头或者尝试过自杀。

　　尽管变性者经历的各种问题会严重影响他们的心理健康，但成为变性者并不意味着其他生活问题不会影响他们的心理健康与幸福，注意到这一点很重要。当性别焦虑症（与生物学上的性别相关的不安或不满）成为你的基本问题时，要问出其他问题或为其他问题寻求帮助通常就会很难。

　　性别焦虑症：你可能感觉到的、与你的生物学上的性别有关的担忧，可能引起焦虑、沮丧和烦躁不安。如果对要符合你信奉的社交规范和期望感到压力，也会引起焦虑。

- **关于变性的决定**

是否要变性、要变到什么程度以及如何变性"最好"，是艰难的决定，需要时间和认真考虑。你可能为如何变性、你现在处于哪个阶段以及你能否被身边人及陌生人接受感到焦虑。你可能也不想完全变性，而是希望成为"性别酷儿"或"第三性"。同样，你揭示真正自我的这一决定可能是一个非常积极的决定，事实上它有助于改善你的心理健康。

- **执行你的变性决定**

即使已经决定变性，当开始新的生活时，你的心理健康可能仍然处于危险之中。你可能因你的决定对人际关系、同事和老板的影响感到焦虑。你可能进行外科手术和其他医疗方法，这会影响你的感受、心理韧性和幸福感。

重要的是要记住，变性并不能立即解决任何现有问题或心理健康问题，你可能仍然需要像其他任何人一样

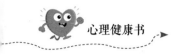

来处理和解决它们。尽管如此，变性可以为你处理其他问题提供一个好的基础。

"想要变性的想法对我来说是极其困难的，它就像一个令我沮丧的巨大秘密，让我感到沮丧和焦虑，甚至自残，我经常感到紧张和不适。现在我已经完成了变性，我的心理健康状况有了显著的改善。尽管对我、家人、朋友和同事来说，这是一个巨大的变化，但这是最好的事情。我变得更快乐和满足了，心理健康状况也已经完全改善了。"

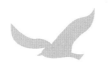

积极地管理自己的健康与幸福

虽然最终只需做一个小小的改变，就可以开始让你的心理健康产生积极的变化，但这种变化必须由你驱动和管理。下面是关于如何更好地管理自己的心理健康和幸福的一些建议。

- **确定并建立支持网络**

确定你可以获得支持的关系网，了解如何利用它，并正视寻求帮助是正常的这一事实。有时候，和人在一起并享受他们的陪伴，对你来说就是很好的推动力。

- **保持透明**

当你遇到困难的时候，是可以让其他人知道的。每

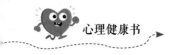

个人都会在某个时刻感到脆弱，因此要避免陷入你总有办法应付困难这样的人设里。

- **不要将所有鸡蛋放在一个篮子里**

这包括不要把所有的精力都放在工作上而忽略个人生活和其他重要的事情。

- **考虑如何安排时间**

工作时定期休息和放松。不要只是因为你在家办公或者在一个小团队内工作，就试图一天24小时工作。这只会导致压力和倦怠。

- **为自己树立现实的期望**

很重要的一点是，不要成为完美主义者。让自己休息一下，接受错误总会发生这一现实。如何从错误中学习和恢复将塑造你的未来。

- **照顾好自己**

做些积极的事情来照顾自己。例如，吃好、运动、获得充足的睡眠并控制酒精摄入量。将照顾自己当成日常工作的重要组成部分。

- **充分休息**

你是否在合理的时间下班回家？你是否把假都休完？你是否在睡前或半夜睡不着觉时还要查看工作电子邮件？工作和生活平衡很重要，你需要确保在工作之外创造优质的休息时间。

- **有效地处理问题**

改变你看待问题的角度可能有助于找到解决方案。例如，考虑一下对于某种情况你可以改变什么，或者可以如何改变其他人对它的看法，或者与你信任的人讨论处理某个难题的策略。

- **积极沟通**

尝试在不克制感受和不反应过度之间找到平衡。尝试以尊重自己和他人的方式清楚地进行沟通，在需要说"不"时就勇敢地说。

- **在压力下保持镇定**

考虑一下自己实际上可以做什么来改变现状。如果你无能为力，就退后一步，保持镇定，并避免做出仓促的回应。有时候从一数到十这样简单的事情，能让你从

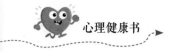
更广的角度来看待问题。

- **眼光放宽**

如果将现状或问题与更大的、更复杂的现状或问题比较，你就不会有那么大反应了。俗话说，不要为小事烦恼。记着这一点就好。

- **创造积极的体验**

做点事情，将积极的经历带入你的日常生活和例行活动中。想一想自己理想的一天是什么样的，然后考虑你可以做什么来实现这个梦想，这是一个很好的练习。为了实现这一目标，你需要改变什么?

第 3 章

理解具体的心理健康状况

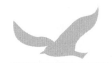

压力对心理健康的影响

我们经常听到朋友、同事或陌生人宣称他们感到"压力很大"。虽然我们经常使用这个词，但要准确定义它很难。

知道"压力"（stress）本身不是医学术语，可能没有帮助。"压力"没有医学上的定义，关于压力到底是引起问题的原因还是问题产生的结果，还存在争议。

英国健康与安全监管机构对压力的定义为"人们对施加在他们身上的过度压力或其他类型的要求所产生的不良反应"，这一定义有助于我们理解压力。从本质上讲，这是我们每个人都有的、对日常生活重压的一系列反应。本章其余部分中的"压力"指的是过度承压。

但压力是否真的是心理健康问题，还取决于个人。

每个人对压力的反应不同，无论我们喜欢与否，压力都是生活的正常部分，而且不会消失。有些人可能会发现它是强大的动力来源，因为压力而充满活力，而有些人则可能不堪重负，难以承受压力。个人对它的反应还取决于他们个人或工作生活的其他情况。

实际上，压力会导致心理健康问题，导致焦虑或抑郁和其他心理健康状况的恶化。反过来，心理健康问题可能会增加压力，因为人要应对日常症状和治疗。

如果认为自己难以承受压力，那你可以识别身体和情绪上的一些症状。这些症状包括睡眠困难、容易哭、精疲力竭、头痛、颈部或背部疼痛、强迫症行为、心悸、感到毫无意义或徒劳、难以集中注意力，或暴饮暴食、过量抽烟或饮酒等。

在职场上，你可能发现自己与同事的冲突比较多、工作压力大、找理由休假或难以按时完成工作。你可能还注意到自己的绩效下降，交付的工作比平时少。

"每当我感到压力，都会尝试摆脱这种情况5~10分钟。我抽出时间喘口气，清醒一下头脑，思考整个过程。这有助于我冷静下来，然后就可以不带压力地回到原来的状况中，并且可以更清楚地思考。"

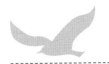

最小化压力的影响

如果压力很大，那么你很可能需要改变一些行为或习惯了，并且要采取行动。幸运的是，有一些积极的步骤可以应对压力的影响并使其达到最小。

● 保持身心健康

生活方式与身心健康息息相关。当事情变得紧张时，健康的生活方式将帮助你保持警惕并进行应对。这意味着你需要健康饮食、坚持健身、抽出时间放松、不抽烟并控制饮酒量。

> ■ 定期运动会提高你应对压力的能力。运动会释放那些"让你感觉良好的激素"，即内啡肽。在压

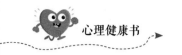
力开始增加时，运动有助于我们合理地判断问题，让我们暂时抽离出来休息。当然，如果没有一直坚持运动，在开始锻炼计划之前最好先去做个体检。

- 大多数人都很熟悉每天至少要吃五种水果和蔬菜以及饮水量要达到两升这样的饮食观念。同样地，人要吃富含淀粉和纤维的食物，选择鱼或瘦肉和家禽肉更有利于健康，同时应该避免高盐或高糖的食品。所有这些将有助于管理压力水平并保持身体健康。

- 适度饮酒或者吸烟不是一件坏事，但在压力大的时候，你可能依赖酒精来控制压力而不是解决导致压力的因素。减少或完全拒绝这两种诱惑，会对你的身心健康产生积极影响。

• 看看你实际能多有条理

导致高压力水平的一个主要因素是感到缺乏控制——无论是在生活中还是在工作中。然而，引入一些简单的规则对管理日常生活和工作，可以发挥巨大的作用。

■ 使用一种方法来组织你的一天。将一切东西都组织好放在一个地方，无论是纸质日记、电子日记还是手机应用都可以，这样可以减少重复预约和忘记预约的概率。它还将有助于识别出未来忙碌而可能压力大的时期，让你有机会提前准备和做出其他可替代的安排。

■ 抓住一切机会休息一下。这有不同的级别，但每个级别都有助于将压力降到最低：

◆ 不要预订紧挨着的事务或工作任务，要给自己一些休息的时间，以便整理思绪、整理上一次预订事务留下的任务或者只是稍微休息一下。

◆ 另外，除非你已经拥有了时间机器，否则请记住在预订的事务之间留足够的时间，无论这些事务是在不同城市还是在同一栋楼的不同楼层上。

◆ 午休时间也如此。实际上，让自己有午休时间，可能就已经是向前迈进一大步了！

◆ 安排一些"思考"的时间，这将帮助你完成管理工作或为重要工作做准备。你需要确保留出记日记的时间，不要让他人侵占这一时间。

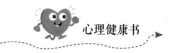

◆ 在工作日记中记下所有关于休闲或个人事务的承诺，它们与你日程安排中的其他项目同等重要。

■ 对完成任务需要多长时间要有现实的估计。

我们很容易制定雄心勃勃的时间表，结果却发现它们根本无法实现。尝试给自己多留一些时间去完成，而不是为了满足不现实的截止日期而产生压力。

■ 保持沟通，特别是在事情不按计划进展的时候。

如果有人不遵循你安排的"规则"而给你造成压力，请务必让他们知道并解释如何更好地管理这一切。当然，要有礼貌！

如果你想按时完成任务或项目，就与你的客户或项目团队讨论。分享问题并找到可行的解决方案对每个人来说都是减轻压力的最好方法。

• 停下来并且放松

在感到压力时要放松的想法看似不可能，但有了在一天过得不好之后放松的能力会减轻压力，帮助你保持乐观的态度。

在感到压力、沮丧或紧张时，你体内的肌肉会自然收紧。你可能感到热、出汗或紧张，你的心跳可能加速，呼吸显得比平时更快、更浅。你可以找到一种处于压力时的放松技巧，它能够帮助你改善这些情况。

- 学习控制呼吸，能够有效放松身心。你可以按照以下说明来做到这一点。但在尝试新的锻炼方式之前，或者如果此方式导致你有任何不适，别忘了咨询医生。

  - 躺在地板上，将一只手放在你的腹部（或胃），另一只手放在胸部。像这样放松几分钟，习惯这样呼吸，用手感受呼吸的起伏。

  - 然后，缓慢而深深地吸气，尝试让气息进入你的腹部。继续深呼吸并尝试保持不动，与此同时，你放在腹部上的手随着气息起伏，而放在胸部上的手保持不动。

  - 通过嘴巴缓缓地呼气，发出轻轻的呼气声。

  - 继续缓慢地呼吸。

每天重复此操作约十分钟，以取得最大的效果。通过练习，你应该能够将呼吸频率放缓到每分钟约四到

五次。

　　你还可以尝试另一种练习，身体坐着或躺着，通过鼻子吸气，数到五，然后逐渐让气息通过你的嘴呼出，呼气时数到八。重复进行，以确保呼气时长是吸气时长的两倍。

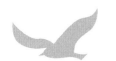

你是否尝试过正念

　　正念是放松身体，以深层放松的状态去除负面思想的一个过程。它希望人们注意"这里和现在"，通过专注于当前保持正念，你可以更好地理解并体会负面思想对你和健康的影响。在我们忙碌的生活中，总是频繁地从一件事跳到另一件事，有时由于从当前正在发生的事情上分心了，所以忘了专注于我们当前所处的这一刻。

　　正念的关键是找到一个你感到舒适的物理空间，你可以放松，闭上眼睛，专注于需要改进或改变的事情上。你要想象如何到达那里，以及结果看起来会是什么样。如果你发现自己的思绪漂荡而不能保持正念，就应该将注意力重新集中到呼吸和你为自己找的空间上。

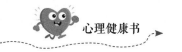

采用正念的一种好方法是受引导的想象，它使用类似的冥想技巧，用图片或故事来引导人的思考。有许多在线资源提供了大量可用于各种情况的引导图片，这些图片被用于减轻压力、焦虑和沮丧，帮助你放松。

与正念一样，受引导的想象应在一个安静的地方进行，你可以专注于自己的想法和呼吸。重要的是，无论使用哪一种方法，你做得越多，受益越大，它会成为你的第二本性，帮助你放松并减轻压力和焦虑。

• 改变你的思维方式

当感到压力时，积极的心态能帮助你应对这种情况。我们都有因对某个人或某种情况有过非理性的思考而感到内疚的时候，而这并不能解决我们正在经历的问题。

- 如果你的思维方式是"要么赢得全部、要么失去一切"的话，当事情离完美或成功还差一点时，你就会认为它是完全失败的。

- 你将单个负面的事件或经历视为不断的失败模式，即使这件事可能只发生过一次，你也会用"总是"或"从不"之类的词来描述发生的事情。

■ 对于一种情况，如果你抓住一个负面的细节不放，就会掩盖其他可能是积极的方面。

■ 你会匆匆得出结论，将事物解释为负面的，即使没有事实支持你的想法。

不再用这种消极思维方式的最好方法是尝试并意识到你正在这样做，意识到这一点是第一步。你可以尝试使用更积极的词汇，然后退后一步，在得出结论或做出决定之前，权衡所有利弊。

• 不要害怕，把自己放在第一位

意识到为自己说话、学会说"不"并将自己或自己的兴趣放在首位，可以帮助你避免感到对某件事情无能为力或别无选择。

这样坚定地表达自己，意味着尊重自己。这就是你和你做的事情，你要为你的感受、想法和行为承担责任。在这里，有一点很重要，那就是允许自己犯错误，认识到错误总会发生，你可以从错误中学习。

为了将你的兴趣和感受放在第一位，你可以采取多种策略：

- 抽出时间思考一下，不要被迫匆忙做出决定。

- 询问你的需求，而不是希望别人已经知道这一点并为你采取行动。

- 对别人有责任与要对别人负责是两回事，要区分开。

当你感到压力很大时，很容易延迟寻求帮助或等待采取积极行动做出改变。也许你只是希望事情会自然而然地改变，也许你不想寻求帮助，因为你认为那样就是承认失败。

遗憾的是，这些问题通常无法自己解决。

如果你自己无法控制，就要寻求专业人士的帮助和指导，可以找医生、经理或你所在公司的员工援助计划或职业健康服务。所有的这些都是保密的，你可以控制发生的事情，但是，除非你意识到自己需要帮助并愿意接受它，否则事情不会有任何改变。

倦怠

当压力变得难以控制并持续很长时间时，它有可能发展为人们所熟知的"倦怠"。这不是临床术语，而是你感到身心俱疲的一种非正式的描述。

倦怠是一个循序渐进的过程，它在压力的许多迹象和症状的基础上慢慢形成，产生精神、身体和情绪上的一种疲惫感，让你感到无助、幻灭以及连做最简单的任务都难以打起精神。

当倦怠时，你处于困境中，即使最小的问题也无法解决。你一直不开心，感到前途一片黯淡。你的能量水平会很低，而这种感觉对家庭、身心健康和工作将有非

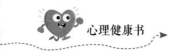

常负面的影响。你基本上已经没有资源可应付。

重要的是，要认识到虽然倦怠可能是持续不断的压力的结果，但它和压力不一样。压力可能是许多因素造成的，包括在工作或生活中面对太多需求或要求。处于压力中的人相信，一旦他们的压力达到顶峰，他们就会变得向好的方面转变。

而倦怠是感到空虚和严重缺乏动力。刚体会到倦怠的人无法看到他们的状况能够改变的任何希望或方法。即使他们想，也没有动力或精力去尝试改变。

倦怠可能是由许多因素引起的，这些因素因人而异，也因个人在生活中承担的角色和责任而异。

- 在工作中，你可能觉得自己控制不了自己被要求做的事情，你可能对自己所做的事情没有得到认可或回报感到沮丧，你可能担心自己不清楚他人对自己的期望是什么或者觉得他人对自己的要求太多了。可能你做的工作是大量重复和单调的，也可能你的工作场所处在一个特别混乱、高压的环境中。

- 你的生活方式可能导致倦怠，投入工作上的时间太多就很难有足够的时间进行放松。你也可能承担了太多的责任而没有其他人的帮助或支持。你还可能缺少亲密关系或睡眠不足。

- 你可能是完美主义者，但你做的或尝试做的却没有一件是足够好的。你也可能对这个世界和你在其中所处的位置感到悲观。你还可能想有控制权，却连简单的任务都很难委派，只能自己承担一切。

倦怠的某些症状可能非常微妙，当它们变得更糟时，你的身体会逐渐吸收压力，这些症状也会加剧。所以，"倾听"你的身体并在事情得到解决之前得到一些帮助，这一点特别重要。尽早采取行动可以预防全面的崩溃。

如果你认为自己可能会倦怠，可以考虑以下问题：

- 你是否一直感到疲倦和筋疲力尽？

- 你是否经常头痛或肌肉紧张？

- 你是否发现自己的食欲或睡眠习惯有变化？

- 你是否经常感冒生病？

- 你是否连做最简单的任务都没有动力？

- 你对事情是否变得越来越愤世嫉俗和消极？

- 你每天都感觉很糟糕吗？

- 你是否会选择打电话请病假而不是解决需要做的事情？

- 你是否感到无助、受困或孤独？

- 你是否对工作和生活失去了满足感？

- 你是否需要更长的时间才能完成生活中或工作上的任务？

- 你是否远离朋友与家人？

- 你是否会发怒，把你的挫折发泄在别人身上？

- 你是否借助食物、酒精、香烟或毒品帮你应对事情？

- 你是否觉得自己所做的任何事情都不起作用或得不到欣赏？

如果你对这些问题中的某些或所有问题的回答为"是"，则有可能你已经倦怠。当然，如果你有这种感觉，那么是时候休息一下并向你的家庭医生或健康专家寻求帮助。你还可能有某种疾病的临床症状，如焦虑症、抑郁症或两者兼而有之，所以最好现在就寻求帮助。

"当我倦怠时，对我康复影响最大的是经理的支持。起初，我发现要寻求帮助很难，但当我真的去做的时候，我得到了如此积极的、支持性的反应。经理问我，她怎么做才能支持我，以及我是否需要花些时间休息。然而，对我帮助最大的是我们的持续谈话，而且我知道她就在那里支持着我。当你精神上感到倦怠时，真的很难跳离倦怠看待事情，在当时感觉每件事都像一个大问题。与经理交谈，有助于我忽略那些小事，而就重要的事情进行建设性的交谈。不要害怕寻求帮助，我最大的遗憾是没有早点与经理交谈。"

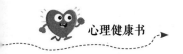

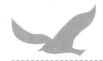

你能克服倦怠吗

倦怠时，向他人寻求帮助是处理你感受的最有效方法之一。找到一个能够倾听但不会进行评判或不会对你所说的话分心的人是减轻你压力的第一步。

如果你准备好应对倦怠，这里还有一些建议：

- **在生活中建立积极的关系**

- 将时间花在和你最亲近的人身上。尽力将你的感受放在一起，就是多花时间在一起，专注于当下而不是接下来会发生的事情上。

- 尝试与你的同事交往，在泡茶的时候聊聊天，或者下班后进行社交活动。这有助于你获得关于工作和相关任务的帮助，并且当遇到困难的时候有人能够与你一起讨论。

- 避开总是持消极态度的人，尤其是当他们不断抱怨事情时。他们只会让你情绪低落，所以最好避开！

- 与兴趣相同的人在一起，无论是体育俱乐部、社交俱乐部还是宗教团体。这将使你有机会与志趣相投的人一起交流和互动。这是走出家门并扩大社交圈的很好的方法。

- **重新思考和构想你的感受**

- 对于大多数人来说，辞去自己不满意的工作再找一份新工作，是不可能或不切实际的。所以，反思自己在做的事情，并尝试从中找到一些价值。考虑一下你的工作将如何帮助其他人，或专注于你喜欢的部分，即使那只是在茶歇期间与同事开开玩笑。

- 如果你对自己的工作感到沮丧、没有动力，你能每周用几小时做义工吗？这可能给你的生活增加希望和满足感，而且可能不会严重影响你的带薪

工作。

- **考虑在工作中可以改变的内容和对象**

- 你在工作中有哪些朋友？工作中的友谊可以减少单调的感觉，并且在工作日和朋友一起开个玩笑，那有助于减轻压力，并使你在情绪低落时继续前进。

但是，一定要考虑一下笑话和无恶意的玩笑在工作中是否有帮助。它们是否只是一个烟幕弹，用于避免谈论不仅影响你也影响同事的实际问题？

- 你可以休假吗？解决倦怠的一个好方法是休假，让自己完全从工作中脱离出来，远离那些让你有不良感受的事物。

- **重新评估并重新定义你的优先级**

- 倦怠表明你的生活中有些事情不太对劲，所以要接受这样的提示，反思自己的目标和梦想。你是否远离了对你来说真正重要的、让你快乐的东西？你怎么做才能重新回到那个人、地方或事物上？

- 准备好拒绝，尤其是当人们对你的时间提出不必要或不可接受的要求时。第一次是最艰难的——在你说完一次"不"、释放自己之后，以后就会容易多了。

- 腾出时间让自己摆脱信息技术，完全断开手机、电脑，甚至你的个人健身追踪器。别人找不到你、没有人监控你，这没问题，所以请享受这种自由并接受与世隔绝的平静感觉。

● 锻炼、休息和充电

- 虽然运动可能是你倦怠时最不想做的一件事，但运动是有力的情绪提升剂。每天只要30分钟的运动——甚至每周三次、每次30分钟就可以改善你的心情。

- 抽出时间放松一下，即使只是几分钟。安静地坐着，闭上眼睛，专注于你的呼吸。保证优质睡眠也将帮助你保持专注并克服倦怠的症状。

- 饮食习惯对你的感受和你能利用的能量水平有很大的影响。尝试尽量减少摄入含糖食物以及精制碳水化合物、反式脂肪和防腐剂含量高的食物。

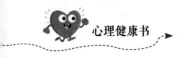

少喝咖啡和酒，也将有助于减少你的焦虑感。

克服倦怠并非易事，但这并非不可能。只要迈出第一步，与一些人交谈，你就可以开始重新控制你的感受、你的前景，直到你坚定地走上恢复的道路。

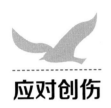

应对创伤

"创伤"在《牛津英语词典》中的定义为"一种可能会产生长期持续影响的强大冲击"，它可能与各种对个人构成真实的或感知到的威胁或危险的情况有关。

7%~14%的人在他们生活中的某个时刻遭受过创伤事件。在这些人当中，有10%会患上与创伤有关的疾病，并且可能出现长期症状，这些症状可以从专业帮助和干预中受益。

创伤事件可能包括意外事故、自然灾害、火灾、车祸、暴力袭击、恐怖主义或其他与犯罪有关的暴力或威胁。

对这些事件的响应取决于许多因素，包括以前遭受过的创伤、这些受过的创伤是如何管理的以及有哪些支持网络可用。我们的个性、情绪韧性和生活经验，以及自我意识和表达情感的能力，将决定我们如何反应和恢复。

在遭遇创伤事件后，我们可能马上会感到震惊和痛苦。我们的心脏可能跳动得更快，我们可能感到恶心并且口干。连贯的交谈可能很困难，我们的想法可能会混乱。虽然我们会感到不安，但这是人类"战斗或逃跑"本能的自然反应，而不是精神疾病的迹象。

从长远来看，身体上和心理上对创伤的反应范围更广，包括：

- 侵入性的或不受欢迎的想法；

- 注意力难以集中；

- 困惑和迷失方向；

- 健忘症或记忆力减退；

- 神经质和焦虑；

- 远离人和处境；

- 悲伤、沮丧和脆弱感；

- 难以与他人交互；

- 愤怒和烦躁；

- 睡眠不足和噩梦；

- 食欲增加或丧失；

- 增加酒精或药物摄入；

- 高度警惕和警觉；

- 反复回忆事件并沉迷于不同的结果。

当然，大多数经历过创伤事件的人将在最初的几周内逐渐恢复。尽管这种恢复不太可能意味着完全忘记事件，但随着时间的流逝，困扰人的记忆和焦虑会逐渐消退。

但是，如果这些症状持续一段时间，它们就可能开始影响你的心理健康。在这个阶段获得专业的帮助绝对是有益的。

如果有冷静的和支持你的朋友和家人能够帮助你处理发生的事情并帮助你回到正常生活的轨道，那你的身心就能受益。

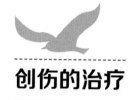

创伤的治疗

有两种主要治疗创伤的方法：聚焦创伤的认知行为疗法（Trauma Focused Cognitive Behavioural Therapy，TFCBT）和眼动脱敏再处理（Eye Movement Desensitisation and Reprocessing，EMDR）。但在实施这些治疗方法之前，保健医师可能采取"观察等待"的方法，监控一个人的症状和感受如何改变。

● **聚焦创伤的认知行为疗法**

这是一种与受过训练的专业治疗师交谈的治疗形式，疗期为8~12周，每次最多90分钟。TFCBT以积极的方式，将大的问题分解为小的元素，帮助应对大的问题。在此过程中，治疗师帮助患者将负面的思维模式转化为改善个人思想状态的可行方法。重要的是，这种疗法专注于创伤经历，使患者免受可能已经潜入的、负面的、自我批评的信念的影响。

● 眼动脱敏再处理

这是一种相对较新的治疗方法，可以最大限度地减少创伤后应激障碍（Post-Traumatic Stress Disorder, PTSD）和创伤，如容易被惊吓等。治疗涉及短暂地回忆创伤经历，治疗师引导患者眼球的移动（或他们可以轻拍患者，或让他们观看灯光从一边移向另一边——无论使用哪种方法，都会刺激两侧的大脑）。有较强的证据证明，这种治疗将有助于处理创伤经历中的情绪要素，使他们对这些情绪要素不敏感，从而帮助患者可以更有效地应对它们。

支持创伤之后的心理健康

有时，经历过创伤事件的人的心理健康状况会发展为创伤后应激障碍。如果你有这种情况，那么肯定需要专业人士的帮助才能恢复。

幸运的是，积极的行动可以对创伤事件后的心理健康状况提供帮助：

- **接受事情需要时间**

重要的是要知道，从创伤经历中恢复过来需要时间，但如果你在事发一个月后仍在受事件的影响，那就要寻求帮助了。

- **让人们靠近你**

在遭受创伤之后，你很容易将自己孤立起来、远离社交场合，但与人保持联系很重要，尤其是那些能够对你敞开心扉的人、与你关系密切的人。

- **保持常规活动**

保持常规活动将帮助你重回正轨。这包括睡眠、进餐和尝试重新开始上班。

- **努力工作**

工作给你与他人保持联系的机会。如果创伤是在工作中发生的，那就寻求组织内部的支持服务帮助你恢复。

- **保持控制**

尽管你可能想通过大量饮酒来使你对创伤事件后的记忆麻木，但这些实际上会加剧你的症状。因此，应避免用它们进行"自我治疗"。

- **认识到你的感受是完全正常的**

不管你在创伤事件之后的感受如何，你的感受和情感是否比平时更激烈、更不可预测，或者一点也不觉得有什么不同，这些都是完全正常的。我们所有人

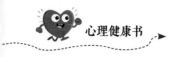

的反应不同，需要不同类型的支持、信息和安慰以帮助克服创伤。

• 花时间放松身心

坚持良好的兴趣爱好，花时间放松和消遣，这些都将使你的身心从它们所经历的事情中恢复过来。

要记住，创伤可能成为改变生活的经历，虽然它在当时可能是有意义的、影响重大的，但大多数人最终都恢复了过来。要对自己有耐心，这一点很重要。

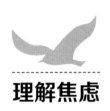

理解焦虑

不时感到焦虑、忧虑或担心完全正常。对暂时性的压力情况，如开始新工作、演讲、参加考试或见不认识的人，尤其是在重要的会议上，有这样的反应和感觉是正常的。

在大多数情况下，当情况已经结束时，我们的担忧情绪会随之消失，我们会放松下来。但是，有时并非如此，焦虑感会持续很长时间，导致我们不知所措和恐慌。结果，我们的心理健康将受到影响。时间长了以后，这种感觉会影响我们与他人的互动、工作表现和出勤、睡觉模式和日常的常规活动。当焦虑变得难以承受时还会有危险，因为焦虑难以控制，会导致抑郁。

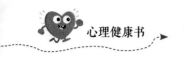

焦虑水平是个人整体幸福的指标之一，也是自己对自己的生活有多满意、在多大程度上认为自己生活中的事情是值得的、能感到多快乐等的指标。根据英国国家统计局的统计，英国的平均焦虑水平在2018年达到三年来的低点，但仍然有1030万人继续宣称自己的焦虑评分高。

焦虑的症状因人而异，在心理学层面上可能包括恐惧、紧张不安、烦躁、难以集中注意力和放松、想哭、依赖别人以及从他人身上寻求安慰。

在身体上，这种感觉的肌肉张力可能引起头痛和血压升高。此外，更快的呼吸会导致头晕、坐立不安甚至创伤或恶心。长期下来，焦虑可能削弱免疫系统并使人更加容易感染。血压升高会增加罹患中风、心脏和肾脏疾病以及抑郁的风险。

因此，学会识别和控制焦虑是迈向身心健康的重要一步。幸运的是，你可以找到大量的方法帮助自己。

- **直面焦虑及其对你的感受的影响**

不断提醒自己，当恐惧感降到比较可控的水平时你的感受会变得多好。

- **使用呼吸与放松的技巧来主动应对一些焦虑的症状**

你可以听听轻松的音乐，坚持一些运动，如瑜伽或冥想，或者只是花时间享受热水澡，这些都可以帮助打破焦虑的恶性循环。

- **照顾好身体也很重要**

你可以做一些运动，释放一些内啡肽改善心情。但也要尽量避免咖啡、香烟和酒精这样的东西，因为它们会加剧你的焦虑感。获得优质的休息和睡眠——饮食均衡、适量饮水，将帮助你改善自己的感受。

- **谈论什么对你的焦虑感是有帮助的**

对朋友、家人、医生或咨询师坦诚相告，确实会有帮助。另外也要记住，你的雇主可能已经投资了员工援助计划，它可以在任何时间提供独立、保密的支持和信息。

"知道焦虑是人类的一种反应并且不会像它第一次出现那么糟糕以后，我已经可以不再焦虑。我开始能够客观地看待问题，并尝试让自己享受体验或专注于自己成功度过时的感受，这些都会有帮助。"

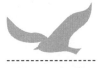

停止焦虑

改变你的思维方式，是你为停止焦虑可以做的最重要的事情之一。

- 当你开始焦虑时，就停止正在做的事情。你能确定你的感受以及让你有这种感受的思维模式吗？到底是什么促使你有这种感受？

- 你能看到与焦虑相关的想法来源于哪里吗？也许你正在寻求一些不合适的东西。是否还有其他方式来看待或解释这种情况？

- 你是否假设了最坏的情况，然后就觉得会失败？如果你期望最好的结果或者更好的结果，你会感觉好一些吗？

- 你如何看待未来？你是否能够积极地展望未来？你总是回顾过去并沉湎于无法改变的事情吗？

- 你是否过于自我批评？感到焦虑时，你可能更会批评自己和他人，所以，尝试退后一步，看看积极的方面。

- 当事情出错时，你是否会自责？你如何挑战自我以重新思考发生了什么，以及为什么会发生？

- 还有谁可能对某种情况的结果负有责任？如果你向他们提建议，你将如何帮助他们面对结果及让他们感觉更好一些？

如果正感到焦虑并希望有所改变，那么问自己这些问题并尝试这里介绍的一些策略是一个不错的开始。但是，如果这些都不适合你，那你可以考虑通过医生或专业咨询师获得专业医疗支持。

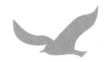

识别抑郁症的迹象

每个人都会在人生的不同时刻感到悲伤或沮丧，这样的感受是人体对损失或变化甚至身体健康状况的自然反应。但是，如果这些感受持续存在或定期发生，那么它们可能就突显了抑郁症的开始。

"抑郁症"这一术语涵盖了可能影响一个人的身心健康和幸福的广泛症状。轻度抑郁——我们很多人只会称其为"忧郁"，也会使正常的日常工作成为真正的挑战。例如，这可能意味着感觉到对他人和任务冷漠不积极、难以集中注意力和难以做出决定。

当这些感受演变成完全的绝望时，抑郁症很可能变为严重或急性的，并且可能伴随着自残或自杀的风险。

抑郁症可能以不同的方式影响人们，而且在生活的不同时期影响人们。抑郁症的一些常见症状包括：

- 低自尊或低自我价值；

- 失去性欲；

- 对生活和未来持悲观态度；

- 异常烦躁；

- 能量水平降低，活动减少；

- 带有强烈的消极思想而感到绝望或无助；

- 哭泣或无法哭泣；

- 有自残或自杀的念头。

抑郁症是由许多因素引起的，可能是伤亡、欺凌、孤独和孤立，也可能是工作或生活中的一系列挑战和挫折。它可能伴随着身体疾病，也可能因酒精摄入量增加、不良饮食、很少或根本没有运动而加剧。

如果你认为自己患有抑郁症，医生是很好的第一联络人。他们可以提供适当的治疗，包括抗抑郁药物。你

的雇主可能成立了员工援助计划，或者可能提供内部的咨询或职业健康服务，这些是获取快速的职业帮助的好方法。

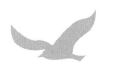

克服抑郁症的建议

除了专业帮助，你还可以采取一些措施来帮助自己：

- **建立例行程序**

例行程序可以帮助你建立生活的结构和框架，尤其是当你感觉很不适以至于离岗不工作的时候。你可能感到很惊讶，工作真的对这些感受有帮助。这是因为，工作会自动建立生活的秩序，可以帮助你不一直想着消极的想法。

- **保持运动并保持饮食**

保持身材、保持健康、坚持定期运动，身体会释放内啡肽，它能提升积极的情绪。适量运动加上饮食均

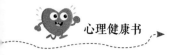

衡，会使你不感到呆滞而昏昏欲睡。

- **控制饮酒量**

酒精是一种镇静剂，这意味着它减慢了中央神经系统的功能，可以进一步使你的情绪低落，尤其是在饮酒后的第二天早晨。虽然借酒消愁颇具诱惑力，但这样做的好处是短暂的，并可能导致更严重的抑郁感。

- **寻求自助团体**

自助团体是一群遭遇类似感受的人聚在一起，进行交谈。它们有助于打破孤立感并引入新的应对方法和策略。有许多人包括名人，也在与抑郁症做斗争。知道这一点可能让人感到宽慰，也可能令人惊讶。我们看到他们当中越来越多的人公开发表声明，把这当成鼓励别人说话的一种方式。

- **不要忽视药物的好处**

抗抑郁药物通过平衡大脑中称为神经递质的化学物质来发挥作用，神经递质影响情绪和情感。这种药物可以帮助你改善心情，帮助你睡得更久并帮助你管理你的食欲和注意力，帮助你回到正轨。如果你在与抑郁症做斗争，那你可以和医生谈谈这个。

更深入地理解自杀

自杀是人们谈论不多的社会话题，这是一个令人担忧的问题，因为据说十五分之一的人曾在自己生活中的某个时刻有过自杀的尝试。事实上，根据英国的萨玛利坦慈善会统计，死于自杀的人比死于交通事故的人还多。

2015年英格兰有近5000人自杀。自杀现在是造成50岁以下男性死亡的主要原因。虽然女性的自杀率低于男性，但女性的自杀率是十多年来最高的。

自杀可以由许多不同的事情触发，如长期的健康状况或抑郁、与急性心理健康问题相关的绝望。在你遭受这种痛苦的那一刻，自杀可能是你唯一的选择，但其实

还有其他方法可以让你重新获得控制权并实现积极的人生观。

如果你有自杀念头，要尽快与某个人谈一谈，这一点很重要。可以找亲密的朋友或亲戚，或专业人士或医生。也有许多组织可以让你进行匿名的、有信心的交流，它们全天都可以为你服务。

如果你正在艰难挣扎并产生自杀念头，请记住你是可以得到帮助的。

- 当你感到能够寻求专业人士的支持时，要诚实、准确地说出你的感受。他们不会为你所说的话而震惊。对他们坦诚，能够使他们给你提供必要的治疗和药物。

- 如果你对他们提出的治疗方法或药物不确定，一定要要求对方提供更多信息。遵循医生或咨询师的指令，因为以前他们成功地帮助了很多人，所以他们也能为你提供帮助。

- 不要为自己的感受感到尴尬或羞耻。心理健康问题影响着我们许多人，有很多支持系统、治疗和帮助，可以帮助你管理你的感受。

此外，如果你认为身边的人有自杀倾向，就要对你的担忧采取行动，这真的很重要。

- 如果你认为合适，请询问他们你是否可以提供帮助。

- 倾听他们，不要评判或打断。

- 讨论你的担忧或想法，相信有人（如心理健康专家）可以提供帮助。

- 如果某人有很强烈的自杀倾向或严重的自残威胁，要鼓励他去看当地医院的急诊，或者请求紧急医疗救助。

在你认为某人可能有自杀危险时，反应过度总比事后希望你采取特定的措施好。

许多人可能会受到自杀的影响，尤其是走到了最后一步的那些人的家人、朋友和同事。在这种情况下，在亲友自杀之后对丧亲的情感反应通常会比他们自然死亡时更激烈、更复杂、持续时间更长。这可能包括多种感受，例如：

- 震惊。难以接受发生的事情及其发生的方式。

■ 困惑。对导致他们最后走上绝路的原因感到很难理解。

■ 绝望和悲伤。可能导致抑郁的绝望和强烈的悲伤。

■ 愤怒。虽然可能感觉不妥，但仍将愤怒迁于死者、他们的家人或朋友。

■ 责备。感到自己或与死者关系密切的人可能错过了一些线索，并责备自己或其他人未能防止死者自杀。

■ 悲伤。这些感受取决于个人、他们与死者的关系以及他们先前对丧亲、失去和自杀的经历。

■ 内疚。一种认为有些事情也许能够帮上死者的持续感觉，反思最后的谈话和互动，并寻找有关他们当时感受如何的线索。

每个人对自杀的反应都是独特的。有些人可能变得孤立起来，不愿谈论发生了什么，或者否认发生了什么或不愿倾诉他们的感受。有些人可能需要谈论他们的经历。无论哪一种，重要的是要做让你感到舒适的事情，可能的话，尽量与人交流，并尽快寻求支持和指导。

第 4 章

心理健康与变化

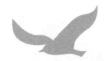

变化与心理健康

变化是不可避免的，无论是我们积极推动的还是意外发生的。我们可以视其为机遇，也可以视其为挑战：我们对它的看法很大程度上取决于个人及其心理健康。因为变化是生活的一部分，所以我们需要学会适应变化、应对变化。

有时变化会带来威胁，迫使我们不得不面对未知情况。如果我们害怕它，当它发生时，这种变化可能会使我们感到担忧或沮丧，并可能对心理健康产生负面影响。

如果我们认为变化提供了新的不同选择，它会令人兴奋，我们就会接受变化并相信它带来的选择在我们控制的范围内。

因此，通过学习接受变化并为变化做准备，我们可以减少变化对我们心理健康的影响。而且，无论你相信与否，如何管理对变化的反应是相对简单的。虽然大多数情况都有自己独特的挑战，但有一些通用的"规则"。

● 积极思考你面临的变化

当涉及变化时，大多数人都非常恐惧未知，这种恐惧滋生了忧虑和焦虑。对变化持消极态度是很容易的，然而，对变化持开放而积极的看法并专注于可以控制的要素上，可以使变化成为更积极的经历。

● 从变化中退后一步

在经历变化的一个过程或一段时间之后，你可能感觉身心俱疲。你可以跳离正在发生的事情一段时间，以便更好地看待它，然后带着新的视角再回来，重新开始。

● 准备交流

在变化可能对你的生活产生影响而使你感到焦虑或

担心时，你最好尝试与朋友、家人或专业人士交谈。即使可能无法达成解决方案，仅仅是谈话的过程也可能帮助你澄清认识，进一步确定你想问的问题或要寻求的信息，开始对变化及其带来的挑战形成积极的反应。

- **不要害怕参与变化**

尽管避免变化很有诱惑力，但如果你有机会积极参与其中并表达你的意见，那么你很有可能更能接受建议的变化。有机会表达你对变化的意见和感受有助于你以一种不同的视角来看待事物。

- **管理你对变化及其影响的期望**

因为变化令人不安，所以我们很容易对即将发生什么以及变化的影响做一些假设。可能的话，请尽量以事实为依据，弄清楚并管理好你对可能发生的事情及其长期影响的期望。

- **身体健康，心理健康**

如果照顾好自己的身体，饮食均衡、定期运动、获得优质的休息、保持工作与生活平衡，你就更有可能对变化持乐观态度。这给你提供了一个坚实的基础，使你能够为变化的不确定性做好准备。

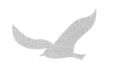

第一次离开家

人们第一次离开家的原因可能有很多：也许是去上大学，也许是决定与伴侣或朋友一起住。当然，并非导致你离开家的所有原因都是正面的：你可能想减少与父母或其他家庭成员的冲突，也可能想搬到一个能让你感到更安全、更安静的地方。

无论因为什么离开家，你都一定会感到紧张或不知所措，当然还有一点兴奋，这可能会影响你的心理健康。

你可以做很多事情来保持控制和维护你在这个变化时刻的心理健康：

- **不要着急**

虽然你可能很想尽快搬到新的地方，但要花一点时间确保你负担得起房租。如果你后来又搬回原来的地方，你的心理健康可能会受到很大的负面影响。如果你因家庭关系紧张而被迫搬家，就要考虑你是否可以在你搬家之前解决问题。如果你能改善关系的话，就不会再有不和的关系。

- **征求（并听取）一些意见**

与朋友或家人谈论你的计划。他们可能也遇到过类似的情况，可以提供一些关于如何解决问题的宝贵建议。他们可能会提供全新的、独立的观点。

- **规划、规划、规划**

考虑搬到新地方的可行性。你需要什么样的装修和家具？生活成本如何？你将如何负担这部分钱？你有预算吗？你对预算是否有信心？尽管你可能会感到兴奋和情绪激动，但要尽可能现实，确保你最大限度地减少将来的问题或挑战。

- **休息一下**

尽管你可能能够按部就班地过上新生活，但现实情况是，你可能会想家或感到孤独，特别是在最初的几天和几周内。怎么才能减轻这些感受？你能在当地找到工作吗？有没有组织或俱乐部是你可以加入并在那里认识新朋友的？你在当地还有认识的人吗？

- **保持联系**

听到友好而熟悉的声音有助于减轻思乡之情，所以，请尝试与家里的人保持定期的通话。但不要太依赖回家和与家人保持联系，因为它可能会减少你在新社区结识新朋友的时间。

- **让你的房子成为你的家**

如果你确保所有东西都放置好了、把这个新的地方当成自己的家，那你就会感到更安定。

- **出去结交朋友**

如果你只是待在家里，那就不要期望结识新朋友。为了在新社区中扩大社交圈，你需要走出去。所以，你可以加入一些俱乐部，注册一项新的运动，寻找爱好，探索当地。

要使第一次离开家成为很好的经历，积极的心态是

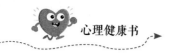

必不可少的。这在任何人的生命里都是一个巨大的里程碑。希望你可以通过遵循这里的步骤，确保自己能够适应这一变化。

> "第一次离开家是一个全新的开始。在此之前，我遭受了抑郁，感觉不到自我价值。我认为，新的挑战对于保持新鲜和兴奋总是好的。"

心理健康与高等教育

上大学是体验新事物、结交新朋友的一个绝佳机会。对于许多人来说，接受高等教育是我们第一次离开家、自立。但是，当然，所有这一切的变化，可能会令人难以承受，可能会对某些人的心理健康产生巨大影响。

实际上，一项调查表明，四分之一（27%）的英国学生报告自己有某种心理健康问题。这里，女学生比男学生（34%：19%）更容易有心理健康问题，LGBT学生相比于异性恋者（45%：22%）面临更高的风险。

可悲的是，自杀在大学里也越来越普遍。有数据显示，在2007—2017年的十年中英国学生的自杀率上升

了56%。

要扭转这一趋势，就要在开始接受高等教育时考虑心理健康。有一些积极的措施可以帮助你：

- **与以前的生活保持联系**

尽管你将有很多新的冒险经历和其他经历，但还是要与朋友和家人保持联系，这一点很重要。这个重要的关系网，除了真正了解你，还始终在那里支持你，特别是在困难时期。所以，如果你需要他们，别忘了他们就在那里。

- **不要躲在房间里**

你可能会不敢去结识新朋友，但不要试图躲在你的房间里。认识陌生人可能会很可怕，但请打开大门，跟经过的每一个人打招呼，或者走向公共空间去社交。实际上，并非只有你一个人害怕，大家都是一样的。所以，想想他们可能和你一样感到恐惧，这可能会让你感到安慰！

- **想家是正常的**

面对一个新家、新邻居、新环境和新挑战的时候，想家是正常的。要与家人及以前的朋友保持联系，记住你的同学可能也会让你好受一些，能够帮助你克服这些感受。

● 坚持运动

照顾自己的心理健康的一个关键部分是关注你的身体健康，所以不要忘记参加运动。运动除了改善你的心情以及你对自己的感觉之外，也是结识新朋友的好方法，所以，去注册并参与一些体育俱乐部和社团。

● 不要对自己太苛刻

进一步接受教育应该是很具有挑战性的，所以，如果发现自己需要努力，不要惊慌。管理你对自己的期望，你才刚刚开始，所以不要指望在第一周就知道一切！你将逐步朝着你的目标努力。最重要的是，知道要向谁寻求帮助，无论是你的导师、学生辅导员还是同学。

● 在需要时寻求支持

如果你在上大学时遇到了困难，就去寻找你身边可以得到的支持。大多数大学都提供辅导员或学生支持服务，可以帮助你回答任何课程问题。如果你需要的话，

学生会也可以提供建议和支持。

● 做好敢说话的准备

与新朋友在大厅或学生宿舍里生活是一种独特的体验，需要每个人的耐心与理解。如果情况需要，如遇到需要彼此尊重各自生活空间、分担洗手区工作和保持公共区域相对整洁和卫生等事宜，你要做好敢说话的准备。

● 规划好时间以最大限度地减少压力

为了确保你不会因为学习、运动和社交生活而感到压力，规划好时间很重要。尝试腾出时间来放松和充电，以便当事情变得忙碌时（如考试季开始），你不会感到太多压力。

● 抓住每一个出现的机会

接受高等教育不只是在教室里或一个导师小组里听课，所以要走出去。俱乐部、社团和工作经历除了能够提供尝试新事物的机会，还能够提供一些其他经历，这些都能够丰富你的简历并带给你全新的生活观。

　　"回顾大学生活，我不认为我当时有能力应对离开家去上学这一变化。结识室友，开始新的生活，有许多新的需求和期望，我记得当时我感到压力很大。做好时间规划让我更有控制感。我知道我的室友也都处于相同的状况。"

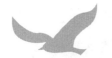

心理健康与毕业

大学毕业是生活中很重要的一个里程碑。新事物开始出现是一种新生活的开始，也是告别你已经如此习惯的生活方式和社区的时刻。

应对这一重大变化无疑是一个挑战。要处理我们不能再避免的所有艰难决定和不断变化的情况，很容易感到压力。

此时你需要处理的一些事情可能包括：

- **对待你的学位**

你是否获得了你期望的学位？如果你没有取得预计的证书或学历，你可能会感到失望。或者，如果你已经取得了比预计更高的成绩，你可能会有一些意料之外的决定。

● 管理你的财务

很多人在大学毕业时就背负了重重的债务。虽然很多学生贷款在学生达到一定收入水平之前无须还款，但有一点很重要，即意识到你的个人财务状况并控制好它。

● 搬回家或搬到新的地方

如果你还没有决定好毕业后要从事的职业，你可能要回去和父母一起住在家里，这可能意味着压力和焦虑水平的急剧上升。你也可能搬到一个新的地方，而这个地方也有它自己的挑战。记住你刚开始接受高等教育时所做的一些事情，尤其是在建立关系和走出去方面，这也会对你有所帮助。

● 开始新工作

新工作会令人兴奋，但也会令人有很大压力，尤其是毕业后的第一份"真正的"工作。你一定会感到紧张，但要利用这种能量，使这份新工作成为尽可能好的体验：管理好你的期望，牢记我们在本书中分享的关于

保护心理健康的许多建议。

• 规划好未来

你可能对接下来想做些什么有一个明确的计划。你可能想要环游世界、开始职业生涯或休息一下。但你也可能不知道应该做什么。没关系，不用担心，这是完全正常的！花一点时间，呼吸一下，让自己有一个远大的梦想。你有一个绝佳的机会过上最好的生活，所以不要急于开始自己不确定的事情！

所有这些考虑和决定都是压力的潜在原因。但幸运的是，有一些简单的步骤可以确保你处于最佳的心理状态以应对这些。

• 保持联系

与同学保持联系会让你感到自己有支持而非孤立无援，让你感到安慰。这将帮助你过渡到新的生活，同时确保你继续得到朋友的支持。

• 建立并坚持例行程序

在你毕业之后的生活中保持秩序和例行程序会让你对自己感觉良好。一定要花时间思考你的目标和计划，均衡饮食并适量运动。如果只是拉上窗帘、坐在沙发上狂看电视和吃垃圾食品，这对你的心理健康绝对无益！

- **寻求可用的支持**

你可以得到的支持、建议和信息很多，它们取决于你可能遇到的困难。你可能需要更有条理的职业建议，也可能需要与咨询师交谈。

心理健康与新工作

无论年龄多大或处于生活的什么阶段，当开始新工作时，都可能感到任务艰巨、难以对付，这可能导致压力和焦虑。在开始的日子里，你的思想可能都被新工作带来的挑战，以及你的新同事和工作场所是什么样的所占据。到了晚上，如果你还在左思右想，那可能意味着睡不好觉了。

当然，一定程度的压力是好事，它可以帮助你保持警惕。如果新工作令你兴奋，肾上腺素上升，心跳加快，那么这份工作将让你感到快乐和充满活力。

要认识到，这些感觉大部分是由不断变化的环境产生的。此外，采取积极的措施使它们保持在可控范围内，将有助于确保你职业道路上的心理健康。

• 尽可能保持生活有条理

这将确保早晨不会混乱，保持有条理可以帮助你感到能够控制自己的生活。准备好第二天上班要穿的衣服，做好午餐并确保你拥有应对新挑战所需的一切很重要。

• 不要忽视自己的身体健康

关注食物摄入量并确保饮食均衡。除此之外，请确保你没有忽略运动和保持活动的重要性。这将对你在工作场所的表现产生巨大影响，也是管理心理健康的好方法。

• 尽力获得充足的睡眠和休息

在开始新工作之前的晚上难以入睡是很自然的。遵循"晚上睡个好觉"一章中的一些建议，记住休息和恢复对你保持最佳状态有多重要。

• 不要害怕寻求帮助

向周围的人寻求帮助，有助于将你新的例行安排调整得尽可能简单。向他人坦言你需要的帮助，制定一些

策略来应对可能出现的情况，例如，任何可能出现的育儿紧急情况。

除了做你需要做的事情以确保自己能够最好地开始新工作，你还需要清楚你的新雇主在你的新角色上对你的期望。

如果你对公司和团队有疑问，把疑问记下来，在入职的时候进行提问，这样你就不会忘记它们。对不清楚的事情不要害怕提问。你醒着的时候有大量时间是在办公室度过的，因此，让自己安定下来并感到舒适至关重要。

花时间思考一下自己决定开始新工作的原因是值得的。如果你换工作的原因是压力大、工作负荷重、老板要求高，那你需要保持正确的心态，确保这些不会再发生。

因此，开始新工作是一个可以重新平衡你的工作与生活的绝佳机会。你可能已经发现自己在上一份工作中要忍受长时间加班的文化，经常需要把工作带回家做或者发现自己全天都在检查电子邮件。一份新工作是一个重新开始的机会，它将为你未来的心理健康带来好处。

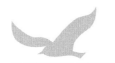

心理健康与育儿

关于对做父母的要求以及在照顾婴儿、你和你的家庭的过程中可能遇到的大量问题有很多在线和离线的资源，也有许多专家可以提供这方面的帮助。本章讨论积极心理健康在育儿时期的重要性，除了本章之外还有许多其他的支持来源可以帮助你。

虽然育儿会给个人和家庭带来很大压力，然而，当父母时总是有许多事情要考虑，心理健康通常不是优先考虑的事情。虽然有九个月的时间可以为当父母做准备，但毫无疑问，迎接一个新的生命进入家庭可能会对整个情绪系统造成冲击，包括：

■ 当意识到自己已经没有退路、生活真的已经永远改变了的时候，你会感觉陷入了困境。

■ 应对似乎无法永远到不了头的不眠之夜。但请相信，它们确实会过去。

■ 应对婴儿或幼儿永远不断的需求，无论是食物、尿布、睡眠还是注意力，总有做不完的事情。

■ 因为自己没有成功地平衡育儿与其他事情对你的时间要求而感到内疚，无论是你的家庭生活、社交生活、工作压力或家庭责任。

■ 对身体健康状况感到不满，尤其当你是经历了孕产的那个人时。此外，你还会发现自己难以找到时间进行锻炼，无法将锻炼纳入日程安排中。

应对这些，不可避免地会对你的心理健康造成负面影响。然而，要想努力确保事情不会变得太多，关键是要重新思考这些经历，并投入时间培养积极的心态。

● **保持运动**

身体健康和保持身材不仅对生活很重要，也是促进积极心理健康的重要元素。一次可以拿出一天时间，思考一下你可以将哪些运动纳入新的生活中。

- **秩序和例行仪式将帮助你感到生活处于控制之中**

虽然你无法影响一切，而有时候事情也不会按计划进行，但例行仪式能够给你、家人和身边的人带来舒适感和安全感。它还能帮助你认识到你不可能总是做所有事情，有时你需要说"不"并安排休息时间。

- **保持交谈和分享**

在成为父母之初，你很容易忽略与自己的伴侣进行交谈。你太累了，这会让你易怒。你通常会有一种感觉，似乎有一个自己（实话实说，实际上就是你）像狮子一样。然而，你们是在同一条船上，你们是一个团队，所以要分享你的感受并记得倾听彼此。

- **休息一下**

我们很容易认为世界上其他人的育儿都很成功。只要浏览一下社交媒体，你就能看到有无数完美的"幸福家庭"的照片。但面对现实吧，这无益于你的士气或动力。控制你社交媒体的使用时间，采用之前关于社交媒体的两章中的建议，因为它们给你的印象并非总是现

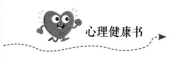

实，并且你也不应该用它们衡量自己的价值。

● 请记住，你仍然是你

生完一个孩子后，无论你是妈妈还是爸爸都不会带走以前的你的任何东西，它只是在你的故事和个性里增加了一个新的维度。适应这样的变化可能需要一点时间，但请记住，你仍然是你，你只是接受了一个新的角色和挑战，这个角色将使你忙上好几年！

> "在我儿子还小的时候，我丈夫经历了一段心理健康特别糟糕的时期。度过有孩子那段易发脾气的阶段，对我们来说都极其艰难。我需要他的支持，而他却无法给予我支持。有时候我必须既当娘又当爹，同时处理两种情况——我儿子的乱发脾气和我丈夫的焦虑。这非常艰难，但我应付过来了。看到自己爱的人有心理健康问题后，我集中精力采取措施应对这些情况。"

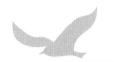

心理健康与空巢老人

当年轻的一代从家里搬走时，父母会经历所谓的"空巢综合征"。虽然并不是每个人都会受到影响，但当它真的发生时，它会带来伤感、悲伤和孤独的情绪。当这些情绪时间长了以后，在极端情况下可能会发展成抑郁症。

女性特别关注育儿和家庭管理，可能会很难应对空巢综合征，但也不是说男性就对此免疫。一项研究发现，当孩子离开家时，男性也会感到情感上还没有做好准备，遗憾自己错过了参与孩子生活的机会。

这里有一些策略可以帮助你应对空巢带来的一些挑战：

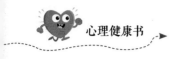

- **尽量减少对已经另立门户的年轻人的担心**

通过确认孩子已经为他们的新生活做好准备，可以减轻你对孩子离家的担心。例如，他们会不会洗衣服，知不知道超市在哪里，会不会做简单的饭菜。很重要的一点，他们知道如何洗手。

- **做好保持联系的计划**

孩子搬走后是跟他们建立与此前不同、新的关系的一个机会。通过定期的电话或短信，你们仍然可以保持联系，所以不要害怕你看不到或听不到他们的声音。

- **认识机会**

孩子搬走之后，你会有机会花时间与你的伴侣和朋友一起，或者参加新的活动或培养新的爱好。想想这种变化的一些积极结果，但如果你只想到负面结果，那就花点时间考虑如何从负面变成正面。

如果你在空巢中挣扎，也可以想想你有没有认识曾有过类似情况的人。你能和也有孩子最近离开家的朋友或邻居聊天吗？讨论你们的经历可以支持你们度过这一次难关，他们可能会提出一些建议帮助你管理自己的情绪。如果你觉得需要更多的专业支持，不要犹豫，去找医生或咨询师。

心理健康与更年期

更年期是衰老过程的一个自然的组成部分，通常在45~55岁之间，它往往伴随着雌激素水平的下降而发生。大多数女性经历的更年期症状可能包括潮热、盗汗、入睡困难、情绪低落、焦虑、性欲下降、阴道干燥，以及与记忆和注意力相关的障碍。

更年期的生理和情绪变化会给女性带来压力和焦虑，在某些情况下会导致抑郁。这些加上这个时期的其他改变生活的事件，如要面对空巢的情况，意味着一些女性会感到孤立、孤独和难以应对。

幸运的是，在这个时期你可以做很多事情来帮助自

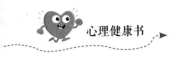

己。预约医生是一个很好的开始，因为他们可能在确定你正在经历更年期之前先排除其他身体状况，如甲状腺问题。

医生可能会提出激素替代疗法或开出抗抑郁药物来帮助你应对你的更年期症状。但是，一旦你寻求医疗建议，就可以做一些积极的事情来让你在经历这种变化时保持心理健康。

● 检查你的睡眠习惯

如果更年期导致你睡不好觉，请检查一下你的睡眠习惯，看看有什么可以做的、能够确实改善睡眠质量和睡眠数量的。一些小的变化，如每天晚上在同一时间入睡、每天早晨设置相同时间的起床闹钟可能会有所帮助。确保你的卧室黑暗、凉爽和安静。

● 运动对你有好处

定期运动除了可以减轻压力大的症状，还有助于睡眠、提升自尊。"运动与心理健康"一章给出了关于运动的建议。有氧运动（如步行、游泳或网球之类的运动）与加强肌肉的运动（如瑜伽或基于体重的锻炼）非常有益于更年期人们的身体健康。

- **定期放松和充电**

可以用瑜伽、冥想或太极拳等运动，再加上一点"自我"的时间（如按摩或其他类型的呵护），来对抗更年期的压力感。如果你有睡眠障碍、需要更多休息，那么在自己身上进行投资，也会有效果的。

- **寻求处于同一条船上的其他人的支持**

你的一些朋友或家人可能经历过或将要经历更年期，他们将是支持你的良好来源。另外，地方性的支持小组可以让你与其他女性分享经验，并在此过程中结交新朋友。

心理健康与关系破裂

正如我们随着时间的推移不断变化和发展一样，关系亦如此，我们不应该指望事物永远保持它们原来的样子。当关系破裂时，它不可避免地会影响我们的心理健康和感受。

我们会感到失落、背叛、愤怒、悲伤、失望、内疚甚至如释重负。每一段关系都是独一无二的，因此，每个人对分手的反应也是独特的。也就是说，你可以做很多事情来保护和促进你在这个充满挑战的时刻的心理健康。

• 给自己时间去适应变化

过渡到新的生活将具有挑战性，且需要时间。你不太可能在关系破裂后的第二天早上，就立即开始新生活，所以不要假装你能做到，这一点很重要。如果继续沉湎于发生过的事情而没有对未来的期待，你就会发现自己很难适应这种变化。所以一定要专注于即将到来的美好事物上。

• 不要往回看

如果习惯了依赖你以前伴侣的支持，你可能还想继续依赖。然而，尝试抵抗这种诱惑很重要。你需要专注于未来，并培养自己的力量和心理韧性。事情变了，你需要保持分手自然创造出来的距离。

• 关注积极的方面

尽管你可能感到情绪低沉，但也要尝试去想象自己想要的未来。牢记这一愿景，也可以写下来或画个草图来提醒自己，当你挣扎困顿的时候可以拿出来看一看。

• 一定要照顾好自己

如果你专注于自己的身体健康，包括饮食、补水、睡眠和运动，你的心理韧性和心理健康就会得到改善。注意不要依靠酒精、毒品或食物来应对自己的感受，并且如果你认为自己足够坚强，就坚强地承认你可能需要

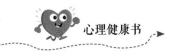

专家的一些帮助。

• 出去找点事做

当你开始适应时，走出去享受你最喜欢的运动或活动是保持心情乐观的好方法。可以散步、与朋友聊天或安排与你很久未见的人在一起享用午餐。

• 寻找可以与你交谈的人，并释放你的感情

有个你可以与之聊聊发生了什么事及你的感受的人很重要。他可以是朋友或家庭成员，或者你也可以选择医疗保健专业人士或咨询师。将所经历的一系列情感说出来并及时规划未来，会让你受益匪浅。

请放心，你会及时开始新生活。虽然这是陈词滥调，但时间是一个伟大的治疗师！而且你不必独自应对这一切。但是，如果你发现你的情绪没有改变，也没有感到更乐观，这可能是潜在心理健康问题的标志。如果是这种情况，你确实需要大声说出来，寻求专业人士的帮助和支持。

第 5 章

职场心理健康

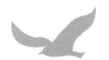

你的心理健康是受法律保护的

即使你的雇主已经在全面促进工作场所的积极心理健康，但是知道心理健康也受法律保护能让你感到更放心。

当然，雇主所在的地方不同，法律为员工提供的关于心理健康问题的保护也有所不同。在英国，法律规定雇主需要确保员工有一个安全的工作场所，并且在发生问题时能够提供支持。

这些法律大多都要求组织在"在尽可能合理、可行的范围内"保护个人的身心健康。健康与安全法规强调了识别与最小化风险的重要性，所有组织都需要在这方面制定明确的政策，包括对社会心理风险的规定。

更广泛地说，心理健康就是要尊重差异。许多国家的法律都规定了雇主不应根据"受保护"的特征进行区别对待，如年龄、残疾、变性、婚姻或同性伴侣、怀孕和生育、种族、宗教或信仰、性别和性取向等。

如果你因自己某个受保护的特性或因正在帮助有这样特性的朋友或家人而受到不公平的对待，这种待遇很可能是不合法的。你应该了解清楚你的国家的相关法律，以便帮助自己做出回应。

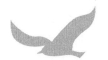

工作有利于心理健康

　　工作会对我们的健康和幸福产生积极影响。当员工的身心都健康时，组织的运作才会更好。

　　心理健康是你对工作的感受、你的表现以及你与管理层、同事和客户的交互方式中不可或缺的一部分。雇主需要知道心理健康的员工更有可能表现良好、保证出勤率和全力投入到他们的工作中。

　　这个论点得到了政府研究的支持。政府研究证实了工作不仅能够提供物质的来源，还满足了重要的社会心理需求，它能够增强个人的身份和社会地位。

　　你可以做一些事来确保工作对你的心理健康产生积

极的影响，包括：

- **学会拒绝**

请确保你了解自己的能力，并认识到自己把时间管理做得越好，就越能避免过度的工作负荷。当可能变成不可能时，你才知道应对工作压力和各种要求的一项关键技能，即在该说"不"时就尽早说。你可能想承担更多的工作以赢得称赞或认可，但从长远来看，这样做是自找麻烦。

- **与老板建立积极的关系**

与你的主管建立积极的双向关系，在帮助管理你的工作量方面至关重要，并且能够促进对话、解决可能影响你心理健康的问题。即使现在没有问题，有牢固关系的基础，也将确保你可以在需要的时候开始对话。

- **建立一些界限**

在当今的职场中，我们几乎随时随地都可以被联系到，这意味着设置界限至关重要。你可以尝试按时下班并不在下班后查收或回复工作上的电子邮件。当然也不要在睡觉之前、周末或休假时查收电子邮件。

你要很清楚地知道自己需要做的事情，但不可能需要同时做所有事情。做你认为可以实现的和可行的事情就好，小而积极的步骤将产生持久的影响。

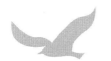

营造支持心理健康的工作环境

你可以采取一些积极的步骤来帮助你确保工作环境可以维持你的身心健康：

- **注意否定的或评判性的用语和语言**

每当你遇到这种情况就要质问，以确保及时、直接地解决谣言或负面行为。这将有助于营造不容忍骚扰或歧视行为的职场文化。

- **定期、持续地鼓励和促进健康工作生活的做法**

你有方法帮助营造一个所有人都可以利用弹性工作时间、分担工作或在家办公的工作环境吗？你能鼓励同事健康饮食或锻炼身体吗？你是否按时下班？是否休完

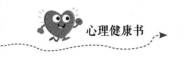

你该休的假？你在家时不应查收工作上的电子邮件，要养成不这样做的习惯。

- **考虑你的工作单位是否认可和奖励你做出的成绩**

你和同事对你们的工作感觉良好吗？你是否有信心对工作提供诚实和客观的反馈，利用机会从你犯过的错误中吸取教训？

- **鼓励和支持工作中人们对心理健康问题的坦诚、理解和尊重**

你能否与同事实事求是地谈论心理健康？如果他们确实有心理健康问题，你会像谈论职场的其他问题一样对待他们吗？

雇主能帮助你什么

因为工作与我们的心理健康有着内在的联系，因此雇主必须采取积极的态度改善职场心理健康。雇主应该了解与工作有关的心理疾病的原因，营造使员工能够自由谈论心理健康的职场文化，并支持那些有精神疾病的员工。

有远见的雇主将明确定义政策，确保他们采取一致且经过深思熟虑的方式来对待工作场所的心理健康，同时强调组织致力于促进积极的心理健康。

在现实中，这将包括：

- 组织发布声明，承诺致力促进所有员工的积极心

理健康、解决与工作有关的心理疾病的原因。这应该来自组织的顶层，而且是越高层的领导越好，而且应该与员工沟通组织在营造使员工能够自由谈论心理健康，而无须感到耻辱或担心受歧视的工作场所的愿景。

- 要求所有管理者和员工重新接受心理健康培训。

- 承认员工在有心理健康问题时的绩效或行为可能会受到影响。这样可以使员工放心，在出现健康问题时，他们会寻求适当的支持和包容。

- 要求员工尽早寻求帮助，知道雇主会尽力支持他们。

- 确定流程，帮助曾因心理健康问题离岗后重返岗位的员工重新融入。

- 引导员工和管理者获得关于心理健康与幸福的更多信息、支持和组织。

你可能还会发现，想想你的雇主在支持和培养你的心理健康方面做了什么、是怎么做的，也是有用的。

- 你认为你的雇主在查明并解决工作场所的心理疾

病的原因上做得如何?

■ 他们组织什么活动来对员工和管理者进行心理健康教育?

■ 是否应该提供培训以提高人们对心理不健康的迹象和症状的意识?

如果你觉得雇主需要改善其支持系统,应该借此机会强调你认为组织需要采取的措施。毕竟,组织对你和你的心理健康负有法律上的"照顾义务"。

"有人向我推荐过工作中的职业健康和咨询服务。现在回顾过去,我当时应该接受这样的建议,然而却由于当时心理状况不佳而未能真正地接受这样的经历。"

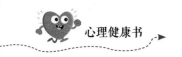
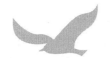

健康恢复行动计划对你有帮助吗

健康恢复行动计划（Wellness Recovery Action Plans，WRAP）由美国作家、教育家和心理健康恢复倡导者Mary Ellen Copeland提出。许多组织都采用健康恢复行动计划来主动帮助管理者和员工支持职场的心理健康与快乐。

这个计划是雇主向你展示其对健康和快乐的承诺的一种方式，旨在帮助有心理健康问题的新老员工战胜心理健康问题。

健康恢复行动计划涵盖了一系列内容，包括：

■ 可以让个人用来支持自己心理健康的方法；

- 出现新的心理健康问题的警告信号；

- 工作场所引发不良心理健康的诱因；

- 直线经理和工作场所对心理健康的支持政策。

健康恢复行动计划是雇员与雇主关于促进健康的非正式机密协议。它随着员工发生的变化而变化，由员工编写和负责，表达了与心理健康和整体幸福有关的个人喜好、选择和需要。它最好被写在积极心理健康里，这样能够突出心理健康恶化的迹象，以便及时采取措施。

准备健康恢复行动计划需要考虑的问题：

- 什么事情、情况或人可以帮助你在工作中保持心理健康？

- 你的管理者可以提供什么支持来帮助你在工作中保持心理健康？

- 工作中是否有特定的情况引发了心理健康问题？

- 不良的心理健康会如何影响你在工作中的表现？

- 是否有任何迹象表明你的管理者或同事可能会发现你有心理健康问题？

- 你的管理者可以提供什么支持以帮助你管理心理健康状况和症状的诱因？

- 如果你确实遇到心理健康问题，管理者或同事应该做什么？

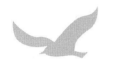

在职场上坦言你的心理健康

当你感到焦虑或沮丧时，能够对人坦言心理健康问题是很重要的，尤其是向同事和管理者。我们通常很容易相信继续挣扎比较容易，而不是寻求帮助、让别人知道发生了什么事。

实际上，对别人坦言自己的心理健康问题以后就没有回头路，所以很多人觉得自己做不到。在英国，38%的劳动者承认他们不会公开谈论心理健康问题，担心这将影响他们的职业前途或工作的稳定。

但是，有一点值得考虑：心理健康问题越早解决，就越早有积极的改变，这是显而易见的。

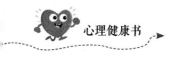
在与你的管理者或同事交谈之前，请先设身处地地为他们想想：在进行此类对话时他们可能和你一样感到紧张。结果，他们可能不愿意说话或显得有点"冷淡"，因为他们担心说错了什么，或者以"错误"的方式做出了回应。

这不是你的问题，而是他们的问题。有必要记住，他们的不适不是你能控制的，因此你无须担心他们。

然而，你越坦诚，长期的结果将对你、雇主和大团队越好。通过分享问题的背景，你将帮助他们提供更好的支持、建议和信息。

重要的是要知道，你不应该在工作中因为心理健康状况受到恶劣对待。《平等法》规定，英国的雇主有法律责任做出"合理的调整"，在招聘、留住或提拔员工时不能有歧视。在该法案下，心理健康状况和问题也属于一类残疾，雇主应与员工合作来履行这项职责。

当向你的管理者坦言心理健康问题时，有一些实际的因素要考虑：

- **你想如何提出会议的话题**

你是愿意通过电子邮件还是面对面询问？可以用电

子邮件，但要注意不要在电子邮件中添加过多的个人信息，或者不要把电子邮件当成一种发泄的渠道。点了"发送"之后就不可能撤回了，而且里面的内容很容易被误解或者被错误地解读。

- **明确说明你要什么**

申请与你的管理者进行一对一的会议。说明你想要利用这个机会讨论你遇到的一些问题及其与工作的关系。讨论你的管理者可以提供什么支持以帮助你管理你的心理健康并让你表现得更好。

- **你是否有偏好的会议地点**

你愿意在哪里讨论这些问题？你是更愿意与你的管理者单独谈，还是希望有工会代表或同事也在场？

在这样的会议讨论之前，最好花点时间考虑你想分享多少以及如何描述你遇到的问题。下面是在描述你的心理健康问题的背景，以及为你可能收到的反应做准备时需要考虑的几个方面。

  - 心理健康状况是否与你的个人或家庭生活有关？在这方面，你准备分享哪些背景和信息？

- 工作中是否有特定的事件或情况加剧了这个问题，还是事情是随着时间而发展起来的？

- 你想分享多少信息？你是否要求完全保密？如果你与你的直属经理谈话，你们要一起决定，是否应该告知哪些同事以及应该告诉他们什么。

- 坦言和承认心理健康问题是一种情感体验。你将如何管理自己在会上的感受？

- 管理者或同事可以做些什么来减轻压力或最大限度地减少对你的心理健康状况的影响？

- 在心理健康方面，组织可以提供哪些支持？

- 公司的病假政策是什么？如果你请假，是只要自我证明就可以，还是需要你出示医生的证明？

- 直接让你的医生与工作单位联系有好处吗？这样会让你更焦虑吗？

- 如何跟进这样的会议？是否有方法可以跟踪你所提出的问题的解决进度或监控你对事情的感受？

雇主一旦意识到你的心理健康问题，就有法律义务支持你，和他们见面是寻求帮助的第一步。接下来怎么做将由你的管理者指导。让他们确认接下来将如何跟进、时间表是什么样的以及你从接下来的步骤中该期望什么。

但不要忘记，公司的"照顾义务"并不取代你照顾好自己的责任，这包括用可能的任何方式积极帮助自己。

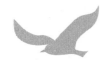

支持同事的心理健康

　　我们有很多时间是与同事在一起的。因此，如果我们怀疑他们可能有心理健康问题，那我们有机会发挥重要作用。但心理健康的敏感性意味着同事可能很难直言自己的问题，所以我们在处理这种情况上应该谨慎。

　　有时一个人有心理健康问题可能会很明显，你可以迅速采取行动帮助他们。有时你可能逐渐发现迹象和症状，也许是在数周或数月之后。

　　当你们讨论他们及其心理健康的担忧时，要确保对话是主动的、积极的和支持的，这一点很重要。下面是有助于确保这一点的一些提示：

- **选择合适的谈话地点**

你决定谈论心理健康需求的地方，应该是安静、私密的，以便让对方感到舒适和平等。到工作场所之外的地方去谈可能是个好主意，如果他们在家办公，你可能要去那里见他们。

- **鼓励人们与你交谈**

人们可能觉得难以开口谈论他们的心理健康。但是，如果关于这些问题的谈话规范化，而且定期进行，他们就不会那么不愿意开口。

- **使用简单的、开放性的和非评判性的问题**

这样的问题将使人们能够解释他们认为问题是什么、它是如何表现出来的、是什么诱发了它、它如何影响他们的工作和家庭生活以及什么样的支持可能帮助他们克服这些挑战。

- **不要轻易做出假设**

我们很容易猜测同事可能出现的症状以及这些如何影响他们的工作能力。然而，不要做任何假设！让他们告诉你，他们如何才能做到最好地管理他们的心理健康

以及他们希望你提供什么样的支持。

- **倾听别人**

每个人在一个心理健康问题上的经历都有所不同，所以不要认为有一个"一刀切"的解决方案。要用灵活的方式来提供帮助和建议，同时要记住：对你来说可能是对的，对别人却不一定。

- **确保对话的机密性**

人们需要对他们共享的内容会被保密这一点感到放心。精确地讨论他们希望分享的信息，并确保随后的第三方对话遵循最新的数据保护法规。

- **鼓励他们获得专业建议和支持**

鼓励他们与医生谈论自己的问题，或者寻求其他的援助支持服务。

继续向同事保证你的关心是真诚的、你已经准备好、愿意也能够与他们谈话。如果谈话的时间到了，而对方认为时机不合适，那就向他们保证：你随时可以在他们需要你的时候提供帮助。

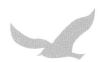

因心理健康问题而离岗

如果由于心理健康或身体疾病而离岗，建议你与雇主和同事保持联系。这将有助于解决实际问题，如分享有关你的休养、期望的重返岗位时间等信息，也让你和你的团队保持联系。你的管理者和雇主将提供机会解决你可能有的任何疑虑或担忧。

保持联系可以防止因离岗而与同事疏远。与同事保持联系会让所有人都对你重返工作岗位的过渡感到更适应。

当离岗时，你会感到焦虑，对将来、你的工作和接下来会发生什么有许多问题，这是很自然的。

你需要考虑的一些事情包括：

- 你想听到来自工作的消息吗？你能够接受管理者和同事给你发送卡片和电子邮件或打电话了解你的情况吗？

- 如果你确实希望人们保持联系，有哪些问题或主题是你不想谈及的？如果有人来访或来电，突然提起你不想讨论的方面，你要怎么做？

- 你可以安排时间到工作单位去看看，和你的团队喝杯茶并了解一下最近的情况吗？

- 是否有可以直接与你联系的同事，让你知道最近的情况并将你的情况转达给工作中的其他人？

- 在你离岗期间，雇主可以提供哪些支持？是否有可以帮助你康复的咨询支持、职业健康辅导或保健服务支持？

- 是否有错开上班的机会，让你可以一开始的时候每天在家办公几小时？

- 你担心工作的稳定性吗？你的离岗会给你带来经济问题吗？你的雇主可以提供什么支持和保证来

减轻这些恐惧?

记下你在离岗期间遇到的任何顾虑和问题,并尽早与你的管理者谈谈这些问题,避免你的担忧加剧。你的老板和同事会希望你尽快恢复工作,但要等到你准备好之后。所以,保持开放的沟通渠道可以确保所有人都知道你的康复进度。

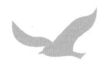

什么时候可以重返工作岗位

因心理健康请假后重返工作岗位是迈出了很大的一步，就像生病花些时间休养然后康复一样。

准备好重新上班时，一个好的起点是考虑你需要什么样的支持和调整，才能使得成功重返工作岗位并且能够长期坚持下去。

返回工作岗位之前有一些问题需要反思，包括：

- 工作中是否有某个方面会让你感到压力或焦虑？

- 你能想到可以做些什么来解决这一点或者推动积极的改变吗？

- 是否有项目、活动或截止期限是你可能需要更多支持才能完成的？

- 减少你的工作量，把一部分职责分给同事有用吗？

- 你是否有机会在家办公，或者调整你的工作时间，如不需要在高峰期上班？

- 你是否需要额外的时间请假进行更多治疗或康复？

- 关于你不上班的这段时间，你想告诉同事什么？

- 你准备好回答关于你不上班这段时间的一些令人不快或鲁莽的问题了吗？你将如何应对这些问题？

- 是否有额外的培训可以提高你的技能或信心？

- 当重返工作岗位时，你希望何时监控进度？你想多久和你的管理者开一次会？你觉得在哪里开会最合适？

- 你可以采取哪些步骤来最大限度地减少心理健康状况的恶化？将来需要请假吗？

- 是否有机会在你重返工作岗位之前与一位同事非正式地见一次面，先适应一些情况？

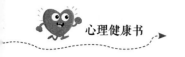

在准备重返工作岗位时，重要的是要管理对自己的期望，因为你可能需要一段时间才能安定下来，进入"正常"的常规轨道，你最初可能感到比平常更累。尽你所能为重返工作岗位做好准备，要记住：如果你需要的话，有很多人和支持渠道可以帮助你。

调整工作以增强你的心理健康

调整工作对心理健康问题的帮助很重要。一旦你回到工作岗位以后，这些改变可以帮助减少你缺勤的时间，帮助你保持良好的状态和良好的表现。

合适的调整将使你感到受信任、有能力也有权力去做，并让你因感到你正得到雇主的支持而放心。

请记住，你最明白你自己的感受，你将最清楚需要哪些改变、考虑和支持。沟通是做出正确改变的关键，因此，要与你的管理者讨论你能做什么和不能做什么，并一起寻找合适的解决方案。

虽然当你心理健康状况不佳时，雇主可能对你管得

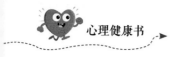

很细并减少你的工作量，但这并不是正确的选择。实际上，采用这种方法可能适得其反。如果工作挑战不足，人们可能失去动力并感到自己被边缘化。

如果你觉得雇主不信任你有能力胜任这项工作，你的焦虑和精神困扰实际上可能加剧。

能够为你提供支持的工作调整不一定很复杂。最有效的改变通常既小又简单。下面是一些值得你与你的雇主讨论的问题：

- 灵活的工作时间或改变你上班时间和下班时间，会有帮助吗？如果你轮班工作，你能改变自己的轮班模式或者不上班的日子吗？

- 你可以改变你的休息时间或午餐时间吗？或者你可以要求在整个工作日中进行更频繁的、更短的休息。

- 可以调整你的物理工作场所吗？更安静或更活跃的地方能帮助你适应工作吗？

- 工作场所中是否有一个安静的房间，让你可以在里面休息，并且可以有一些隐私权或有一种"安全空间"感？

- 你是否有机会在家办公？重要的是，这不会使你被疏远，所以要考虑如何在依然与组织和你的同事保持联系的情况下做到这一点。

- 雇主会同意你请假进行心理健康治疗（如心理咨询）吗？

- 你能否在短期内重新分配某些任务，或者改变职责？你可以被重新分配到其他角色上吗？

- 你是否可以接受更多的培训、支持或指导？这可能包括培训以帮助你提高心理韧性和应对能力。

- 你的管理者可以为你提供更好的管理或支持吗？他们能否为你提供更多有关你工作的反馈、与你定期讨论、回顾并反思你的积极成就？

不管进行什么调整，重新审视并反思它们的影响很重要。这将为你和你的雇主提供机会根据需要进行调整和更改，确保提供的支持是有效的。

制订管理职场心理健康的长期计划

持续的心理健康状况并不意味着你无法继续有效地工作并表现出高水平。

而且，同样重要的是雇主没有理由因为你有心理健康问题就区别对待你。如果你的雇主因为心理健康问题对你的能力做出假设并歧视你，他这种做法就是不合法的。

大多数有持续的心理健康问题的人都能继续做好工作，并不是每个病例都需要雇主的特定支持。在需要支持的地方，重要的是雇主要灵活地提供支持，并能就需要什么支持达成协议。

如果你有持续的心理健康问题，那么原来已经确定的管理绩效审查程序、工作规划和员工个人需求都应考虑你的需求。因此，要与你的雇主建立积极的关系，双方要建立坦诚的双向沟通渠道，可以讨论工作的进展以及雇主可以提供什么帮助。

制定应对策略是日常护理和康复的一部分。这些策略可以防止你长期离岗或心理健康状况恶化，也可以为可能复发的迹象采取措施，还可以安排放松的时间，调整工作与生活的平衡，增加运动量并减少饮酒。

你也可以与雇主讨论起草一份"高级指令"。本书的"健康恢复行动计划对你有帮助吗"一章概述了你在职场心理健康下降时希望如何被对待。你要列出管理者和同事应该注意的症状、有问题时可以联系谁，以及哪些支持对你有帮助等信息。

借助组织内部的专家

　　每个组织内部都有很多不同的专家，他们可以提供有关心理健康和幸福的信息与建议。下面简单地列出一些最常见的专家。

• 人力资源团队

　　组织内的人力资源团队在识别支持、保护和培养职场心理健康方面扮演着举足轻重的角色。

　　无论是为组织制定心理健康政策，设计培训课程并提供给员工和管理者，还是确保组织遵守关于心理健康、福利、残疾和歧视方面的法律法规，人力资源团队在进行职场心理健康的讨论和"规范化"上至关重要。

人力资源团队也是一个强大的内部资源，它帮助管理者为员工提供心理健康方面的支持，确保管理者遵循既定的程序和政策支持，或者回答管理者在这些方面的问题。

人力资源团队可以指导员工寻求能够帮助他们解决心理健康问题的专家，以及回答员工可能遇到的任何问题。

● 你的管理者

我们谈论了很多有关管理者参与的话题，重要的是，不要忽视或低估他们在支持和保护你的职场心理健康和幸福上的角色。

管理者为你提供了一个重要的交流渠道，使你可以讨论心理健康问题并寻求应对工作压力的建议。你的管理者还将监控你们都同意的、为支持你的心理健康的工作环境、绩效和改变。

管理者是你与组织之间的桥梁，他们注意心理健康问题的迹象并均衡各方的需求和优先级，以确保你最终获得在工作中保持心理健康所需的支持、信息和建议。

员工援助计划是工作场所中的一个计划，旨在帮助员工提高生产力和减少出勤问题，通过识别和解决可能影响个人工作绩效的担忧和问题来支持员工。这些问题可能包括健康、婚姻、家庭、经济、酒精、毒品、法律、情感、压力或其他个人问题。

- **员工援助计划**

员工援助计划充当通往各种服务和支持的出入口，包括：

- 咨询和其他短期的心理服务；

- 金钱方面的建议和债务管理；

- 儿童和老年人护理信息服务；

- 法律信息和指导；

- 有关情绪、工作生活平衡与职场问题的信息；

- 管理层的推荐和支持。

员工对员工援助计划服务的使用是自愿的，绝大多数利用它们的人都是自己去咨询的。因此，员工援助计划最重要的功能之一是提供保密的支持服务、在需要时按需提供并且对员工免费。

员工援助计划接受来自组织内其他团体（包括工会代表、人力资源专业人员和管理者）的推荐。这些推荐的管理方式具体取决于公司，并且要考虑雇主的人力资源政策以及数据保护规定。

员工援助计划为组织内的管理者提供咨询和培训，以及他们可能面对的工作场所问题和挑战的机会，并提供如何以建设性的方式处理这些情况的支持与指导。

你可以从你的人力资源团队或组织局域网获得关于如何联系你组织的员工援助计划的信息。

● 职业健康专业人士

组织内的职业健康服务可以以多种方式支持心理健康和幸福，例如：

- 进行健康评估以确保员工适合在工作场所执行职责，不管这是遵循法定要求，还只是作为一种好的招聘实践。这是健康、安全与幸福管理的一个重要方面。

- 监测与工作有关的健康状况，使组织遵守现行法律，预防心理问题和身体问题的形成与发展。这

有助于确保组织制定有效的程序，积极管理任何健康风险。

- 为员工提供管理员工绩效和出勤问题的建议与支持，这有助于管理者判断人们确定员工为什么可能有出勤问题并推荐最佳支持方案，尤其在心理健康问题是一个因素的情况下。

- 在管理职场健康和幸福上，向管理者提供有关健康趋势、潜在问题和需要改进的地方等信息。

职业健康专业人士也可以帮助你进行康复，并提供让你尽快重返工作岗位或回到你期望的绩效水平的建议、治疗和支持。

除了组织内的专家，国内外也有许多慈善机构、组织和专家可以提供关于心理健康的支持、建议和信息。

求职时的心理健康

当你已经在一家单位工作时，与你的管理者讨论心理健康可能是一个挑战。然而，当你在求职时，是否要向未来雇主披露心理健康问题。这个问题可能很难回答。

一方面，你对未来雇主越坦诚，他们越能支持你管理你的心理健康。但是，对于许多人来说，他们的状况无须寻求或获得特别的支持。

结果，由于还存在对心理健康问题的耻辱感，人们对要不要分享问题的细节需要谨慎考虑。

显然，这里没有正确的答案。在将你现有的或曾经

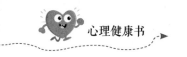

有过的心理健康问题坦诚相告之前，你要了解有关组织及其员工的更多信息。

以下问题会帮助你决定最好的行动：

- 揭示心理健康问题将如何影响你的心理健康？它是会减轻一些压力，还是会产生额外的压力？

- 你是否服用任何可能引起副作用的药物？这些药物的副作用是否会影响你的工作能力或与他人合作的能力？

- 关于正在申请的工作，你能否获得了足够的信息？

- 你对你要加入的公司或团队的文化了解多少？在招聘过程中，你是否有机会与他们见面？

- 你是否认为你的心理健康状况会影响你所申请工作的能力？

- 了解了你的心理健康问题，是否能帮助管理者为你提供你所需的支持并提供必要的包容？

你也可以考虑你的心理健康问题是否有积极的、有益于你的工作申请的方面。例如，你是否可以举出例子，表明你的情况能使你更好地理解如何支持别人或同理他们的感受。作为管理者，你的心理健康问题是否会让你在支持可能有心理健康问题的人上做得更好？

如果你确实有心理健康问题，并决定不告诉你的管理者，你就不能期望他们与你一起管理你的心理健康。

如果你准备向未来的雇主揭示你的心理健康问题，那么许多国家的雇主不会因为残疾歧视现有或未来的员工。这方面的法律法规已经扩展到对员工的招聘和续聘、晋升和调动、培训和发展以及解雇等方面。

在这里，"残疾"被定义为身体上的或精神上的、对一个人进行正常的日常活动的能力有实质性的长期不利影响的疾病。你的心理健康问题可能被认为精神疾病，因此你的雇主必须考虑他们能否提供支持或包容以帮助你从事这项工作。

最后，求职的过程可能让人感到压力很大和沮丧，所以，为什么不用本书中的一些建议来帮助你？

第 6 章

下一步

增强心理健康的十条建议

心理健康是所有人都想拥有和体验的——它对我们来说非常个人化，并且在我们的一生中随着环境的变化而变化。四分之一的成年人和十分之一的儿童一生中都会遇到心理健康问题，而有更多的人认识并关心有心理健康问题的人。

心理健康要在一定的时间跨度上来看。我们应该知道，每个人都有好一点的日子和差一点的日子。在某一天所处的位置并不能决定我们是什么样的人。

保持身心健康的一个重要部分，是要照顾好自己。有很多事情是你可以做的。我们在前面已经详细介绍了

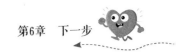

每件事情，但这里要说的是改善心理健康的十大建议。

1. 充足的睡眠

睡眠对身心健康至关重要。睡眠有助于调节大脑中用于传递信息的化学物质。这些化学物质在我们的情绪和情感处理上扮演着重要角色。如果睡眠不足，我们就会感到沮丧或焦虑。

2. 吃好

饮食不仅对身体重要，对心理也很重要。

缺乏某些矿物质，如缺乏铁和维生素B12，可能导致较差的心情。因此，要饮食均衡、健康饮食和多喝水。

如果特别紧张或焦虑，可以尝试限制或减少咖啡因，因为它会使你感到紧张或焦虑。要记住，咖啡因不只存在咖啡中。茶、能量饮料、补品、汽水和巧克力中都可能含有咖啡因，并且数量往往超出你的想象。

3. 避免饮酒、吸烟和吸毒

饮酒和吸烟可能影响心理健康。

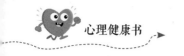

喝太多酒会导致人在第二天更加沮丧和焦虑，也更难以集中精力。长时间过度饮酒也可能导致硫胺素缺乏。硫胺素（维生素B1）对良好的脑功能很重要，缺乏硫胺素会导致严重的记忆问题、协调问题、混乱和眼睛问题。

戒断反应——在减少或停用药物或娱乐性用药时出现的一些症状，对心理健康有特别大的挑战。如果抽烟，在抽烟的间隔中你的身体和大脑会进入戒断反应，这会让你烦躁和焦虑。其他药物也会让你进入戒断反应，这通常会导致非常糟糕的情绪。

吸毒所带来的更严重影响包括偏执和妄想。一些研究表明，吸毒与精神分裂症等精神疾病的发展有关。

4. 充分晒太阳（但不要太多）

阳光是维生素D的重要来源，对身体和大脑都很重要。它有助于大脑释放可以改善我们情绪的化学物质，如内啡肽和血清素。

尽可能尝试外出晒晒太阳，但要确保你的皮肤和视力的安全。在理想情况下，每天晒30分钟到2小时的太阳。在冬季,有些人会沮丧,因为他们没有得到足够的阳光——这被称为季节性情感障碍(Seasonal Affective Disorder,SAD)。有些人发现使用特殊的光疗灯有助于缓解这种症状。

5. 管理压力

压力通常是不可避免的,但知道什么会诱发压力以及如何应对是保持心理健康的关键。尝试管理你负责和担忧的事情,列一个清单或日程表,把你能解决每个问题的时间都列出来。

分解忧虑和压力并把它们列在一个清单中将帮助你意识到通常它们是可管理的。尽量避免将头埋在沙子里,而要直面问题。如果你有睡觉障碍或醒来就思考压力大的事情,那么,在睡前把它们写下来,安慰自己明天早上可以处理这些事情,这样做会有帮助。所以,可以在你的床边放上纸笔来管理睡眠压力。

6. 做自己喜欢的事情

尝试腾出时间做你喜欢的有趣的事情。如果喜欢遛狗、和朋友在一起、画画或观看某个电视节目,请尝试

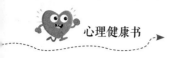

预留时间参加这些活动并好好享受。如果不花时间做自己喜欢的事情，就会变得烦躁和不快乐。

7. 抽出时间进行体育锻炼

要保持良好的心理健康，锻炼是必不可少的。

锻炼不仅会带来成就感，还会促进大脑中分泌帮助你心情愉快的化学物质。锻炼有助于消除情绪低落、焦虑、压力、疲倦。

你无须参加马拉松比赛或花钱在健身房玩几小时，短距离的散步或一些温和的活动通常就能起到作用。另外，与他人一起锻炼、在路上分享你的担忧，通常是改善心情的一个好方法。

8. 与他人保持联系并保持友善

努力保持与他人的良好关系，有机会与人交谈时就与人交谈。

拥有朋友不仅能够提高你的自尊心，而且当你感觉不太好时，朋友也能为你提供帮助。研究发现，跟别人说话十分钟，实际上可以提高记忆力和考试成绩。

9. 为他人做事

帮助他人不仅对你帮助的人有益，对你自己也有好处。帮助他人可以提高自尊心，让你对自己在世界上的位置感觉良好。帮助他人时你会感到，你是一个群体的一部分，那实际上是你心理健康的一个非常重要的部分。你可以尝试在当地的慈善机构当志愿者，或者自愿帮助邻居。

10. 寻求帮助且不要因为这样做而感到尴尬

保持心理健康的一个重要方式，是要意识到自己感觉不好的时候和知道何时该寻求帮助。如果感到情绪低沉或压力大，就可以向别人寻求帮助，并记住这样做是没有什么可耻的，因为每个人都有情绪不好的时候。

尝试与朋友或家人交谈。如果你认为你的心理健康状况下降，就要和医生谈一谈；如果你有员工援助计划的提供商或职业健康顾问，也可以和他们谈一谈。

几个世纪以来，耻辱感一直困扰着有心理健康问题的人，特别是男性。有太多的人最后没有得到任何帮助，各个年龄段的人都会遇到将心灵与身体区别对待的

服务。这导致成千上万的生命被耽误或被毁,造成大量的悲剧和不必要的死亡。

然而,前景正变得更加光明。近几年,情况开始朝着好的方向转变。公众对心理健康的态度已经好转,并将继续好转。越来越多的社区、工作单位、学校以及社会,都致力于改变我们对心理健康的想法。

为了帮助人们改变这个重要的公共健康问题,请你尽可能与需要的人分享这十条建议——最好是分享本书。

你也应该加入不以心理健康问题为耻的这一运动中,提高人们对心理健康的意识并同等对待心理健康和身体健康。